Janice Harris Lord

Nicht einmal ein Abschiedswort

Janice Harris Lord

Nicht einmal ein Abschiedswort

Trauer nach einem unerwarteten Todesfall

Aus dem amerikanischen Englisch
von Katja Glaeske

Kreuz

Für die zahllosen Menschen, die den Mut gefunden haben, mir ihr Herz zu öffnen, und die dadurch meinem Herzen eine größere Fähigkeit zur Anteilnahme geschenkt haben. Ich werde Ihren Schmerz nie vollständig verstehen können, aber ich weiß es zu schätzen, dass ich Ihnen in Ihrem Leid beistehen durfte.

Inhalt

Vorwort

Bevor ich meine Arbeit begann, glaubte ich, an die Folgen von Gewalttaten gewöhnt zu sein. Ich hatte mit Kindern gearbeitet, die körperlich misshandelt und sexuell belästigt worden waren. Ich hatte verprügelte Frauen beraten. Ich glaubte, alle Höhen und Tiefen im Leben eines Menschen gesehen zu haben. Ich war naiv.

1983 wurde ich Leiterin der Opferberatungsstelle in der Landeszentrale von »Mothers Against Drunk Driving« (»Mütter gegen Trunksucht am Steuer«). Schon in der allerersten Woche wurde mir durch die Anrufe und Briefe von Betroffenen klar, dass das Trauern über den Verlust eines geliebten Menschen, der plötzlich, gewaltsam und sinnlos ums Leben kam, mit nichts vergleichbar ist.

Ich lernte Mary Anna Downing kennen; ihr Sohn Eddie war anderthalb Jahre zuvor von einem betrunkenen Autofahrer getötet worden, und ihr Sohn Jimmy war ebenfalls gerade von einem Betrunkenen am Steuer getötet worden. Ich ging zu Jimmys Beerdigung und sah, wie sein Sarg neben dem Grab seines Bruders in die Erde gesenkt wurde, das noch immer ohne Bepflanzung oder Grabstein war. Ich stellte mir vor, dass Mary Anna Downing nun für zwei Kinder Grabsteine kaufen musste, mit vier Versicherungsgesellschaften verhandeln musste und an zwei verschiedenen Strafprozessen mit einer Unzahl von Beteiligten teilnehmen musste. Mary Anna arbeitete in einer Schulkantine und verdiente sich als Kosmetikberaterin etwas dazu. In jener Zeit war sie aber dermaßen am Boden zerstört, dass sie keiner ihrer beiden Beschäftigungen nachgehen konnte. Ich fragte mich, wie sie das durchstehen würde.

Später lernte ich Carl und Mary Mittag kennen. Sie trauerten noch um Marys Vater, der an Krebs gestorben war, als sie mit dem plötzlichen Tod von Marys Mutter, Tante und Kusine konfrontiert wurden, die während ihres Urlaubs in Florida ums Leben gekommen waren. Ich spürte ihren Schmerz darüber, nicht nur mit der Trauer zurechtkommen zu müssen, sondern auch mit den Enttäuschungen des Straf- und Zivilprozesses und der Versicherungsangelegenheiten – all das in anderen Bundesstaaten, weit weg von zu Hause. Die Strafprozessverhandlung endete mit einem »nicht schuldig« für den Autofahrer, obwohl er eindeutig betrunken gewesen war. Zwei Jahre später war das Revisionsverfahren immer noch anhängig, und die Hinterbliebenen hatten noch keinen Pfennig von der Versicherung erhalten.

Als ich mich weiter mit der Thematik beschäftigte, traf ich auf Betty Jane Spencer, deren vier Söhne bei einem Massaker auf ihrer Farm in Indiana regelrecht hingerichtet worden waren. Betty Jane wurde verwundet, überlebte aber trotz ihrer Verletzungen. Zurückblickend sagt sie: »Auch ich wurde getötet; ich bin nur nicht gestorben.«

Betty Jane trägt immer noch eine Waffe mit sich und sie schläft nicht gut, wenn sie allein zu Hause ist. Trotzdem setzte sie sich in Indiana dafür ein, dass mehrere

Paragraphen in Opfergesetzen geändert wurden, und sie hat vielen anderen Betroffenen Kraft gegeben. Sie arbeitet nun in der Verwaltung von »Mothers Against Drunk Driving«, Florida.

Wenn jemand ihre Stärke erwähnt, sagt sie: »Nein, ich bin nicht stark, aber ich habe Mut.« Ihre Definition von Mut leitet sich von John Wayne ab: »Mut bedeutet, Angst zu haben und trotzdem die Pferde zu satteln.«

Ich habe Trauergruppen geleitet, in denen jeder der Anwesenden um einen geliebten Menschen trauerte, der eines gewaltsamen und sinnlosen Todes gestorben war. In diesen Gruppen habe ich gesehen, wie heilsam es ist, wenn ein anderer Trauernder aufrichtig sagt: »Ich verstehe ungefähr, was Sie fühlen, denn ich habe dasselbe erlebt.«

Mein persönliches Verständnis mag eingeschränkt sein, da ich selbst keine Betroffene bin, aber ich habe doch einige Einsichten gewonnen, die den Angehörigen eines getöteten Opfers helfen können. Viele dieser Einsichten stammen von den Hinterbliebenen selbst. Dieses Buch ist keine wissenschaftliche Abhandlung über die Trauerforschung, obwohl ich viele Untersuchungen gelesen oder daran mitgearbeitet habe. Es versucht aber trotzdem, den Menschen, die beruflich mit Trauernden zu tun haben, größeres Verständnis zu vermitteln.

Im Zentrum stehen die Bedürfnisse von Familienangehörigen und Freunden, die um einen geliebten Menschen trauern, der getötet wurde. Das Buch soll ihnen zeigen, dass ihre Reaktionen ihrem Trauma angemessen sind. Es gibt praktische Hinweise, wie man mit der Trauer und mit juristischen und finanziellen Problemen umgehen kann. Diese Ratschläge sind den Verhältnissen in der Bundesrepublik Deutschland angepasst.

Dieses Buch möchte den Familienangehörigen und Freunden zeigen, dass sie sich mit der Zeit und mit einer gewissen Anstrengung besser fühlen werden, als sie es jetzt tun. Manche Hinterbliebene werden noch nicht dazu bereit sein, sich wieder besser zu fühlen. Ihre Gedanken und Gefühle kreisen so sehr um den Verstorbenen, dass sie noch nicht an sich selbst denken können, sie brauchen noch Zeit dazu. Wenn sie dazu bereit sind, wird ein Teil ihrer Last verschwinden, weil sie beim Lesen dieser Seiten feststellen werden, dass sie nicht allein sind.

Dieses Buch wurde in Erinnerung an einen Mann geschrieben, der Mutter, Vater, Ehefrau und Bruder im Holocaust verloren hat, und der in seinem Buch »… trotzdem Ja zum Leben sagen« schrieb:

> *»Man kann einem Menschen alles*
> *nehmen, nur nicht: die letzte menschliche*
> *Freiheit, sich zu den gegebenen*
> *Umständen so oder so zu verhalten.«*
> VIKTOR EMIL FRANKL

Kapitel I

Ihre Trauer ist mit nichts vergleichbar

Wahrscheinlich erleben Sie im Moment einen Schmerz, der sich nicht mit Worten ausdrücken lässt, oder dieser Schmerz ist Ihnen noch sehr lebhaft in Erinnerung. Ein geliebter Mensch ist gewaltsam ums Leben gekommen, vielleicht bei einem Verkehrsunfall oder bei irgendeinem dummen Unglück, vielleicht wurde er sogar ermordet.

Der Tod selbst wird nichts Neues für Sie sein. Möglicherweise haben Sie bereits vorher den Tod von Angehörigen erlebt, aber jetzt fragen Sie sich, warum es Ihnen so schwer fällt, mit diesem Tod »umzugehen«.

In Ihrem bisherigen Leben haben Sie vielleicht Familienangehörige und Freunde verloren, die an unheilbaren Krankheiten oder an Altersschwäche gestorben sind. Der Tod ist für die Hinterbliebenen niemals einfach. Trotzdem erholen sich die meisten Menschen von ihrem Schmerz, und nach einer Weile erinnern sie sich öfter an die »guten Zeiten« als an die Trauer der letzten Tage.

Wahrscheinlich erleben Sie den plötzlichen, gewaltsamen Tod eines Angehörigen ganz anders als frühere Verluste. Vielleicht sind Sie wütender, als Sie es jemals zuvor waren, und trauriger, als Sie es jemals für möglich gehalten haben. Ihre Gedanken können Ihnen Angst einjagen, und Sie verhalten sich seltsam. Vielleicht haben Sie Angst davor »durchzudrehen«. Seien Sie nicht beunruhigt: Nur wenige Trauernde »drehen durch«. Trotzdem kann Ihr Elend so überwältigend sein, dass Sie anfangen, an Ihrem Verstand zu zweifeln.

Die meisten Menschen können zwar akzeptieren, dass »Unfälle« passieren, aber mit einem plötzlichen Unfall kommt man viel schlechter zurecht als mit einem erwarteten Todesfall. Noch traumatischer wird es, wenn der Tod sowohl plötzlich als auch gewaltsam war. Die Hinterbliebenen können nicht verstehen, dass jemand grob fahrlässig gehandelt hat oder dass jemand sich ein Opfer ausgewählt hat, um es zu quälen. Es ergibt einfach keinen Sinn.

Hinterbliebene haben mitunter das Gefühl, zum zweiten Mal Opfer zu werden, wenn sie von Familienangehörigen und Freunden wegen des Todesfalles abgelehnt werden oder wenn ihnen Hilfsprogramme nicht helfen können, weil die Betreuer zu wenig einfühlsam sind.

Keine Familie ist darauf vorbereitet, einen Angehörigen plötzlich und gewaltsam zu verlieren, und Wochen, Monate oder sogar Jahre darauf zu warten, dass ein Strafverfahren abgeschlossen wird und Versicherungsansprüche und Zivilprozessurteile festgesetzt werden. In dieser Zeit werden Sie von vielen Menschen enttäuscht werden, mit deren Unterstützung Sie eigentlich fest gerechnet haben. Viele Menschen, die ihren Beistand anbieten, und sogar manche professionelle Berater, die es besser wissen sollten, verstehen leider nicht, dass die Trauer nach der traumatischen Belastung durch einen gewaltsamen Tod intensiv ist und auch lange währt. Man hat jahrelange Untersuchungen durchgeführt, um das Trauern zu erforschen. Zwar kann man kaum etwas über den individuellen Trauerprozess sicher voraussagen, aber immerhin wurde herausgefunden, dass zwar jeder auf eine andere Art trauert, aber Menschen, die einen ähnlichen Verlust erlitten haben, verstehen sich und können sich gegenseitig helfen.

Wie Sie trauern hängt davon ab,

- wie Sie vor der Tragödie mit Belastungen umgegangen sind
- wie gut Ihre Beziehung zu dem Verstorbenen war,
- unter welchen Umständen Ihr Angehöriger ums Leben gekommen ist,
- wie erfolgreich Sie im Umgang mit der Justiz, den Versicherungsgesellschaften und ähnlichen Institutionen sind,
- welche religiösen Vorstellungen und kulturellen Bräuche Sie haben,
- wie intensiv Familie und Freunde Sie gefühlsmäßig bei Ihrer Trauerarbeit unterstützen.

Erstaunlicherweise gibt es Menschen, die ein solches Trauma gut bewältigen können. Schon bald nach dem Tod des geliebten Menschen fangen sie sich wieder und kehren zu ihrem normalen Leben zurück. Die meisten dieser Menschen werden von der Familie und von Freunden stark unterstützt und haben viele gute Erinnerungen an den Verstorbenen. Die meisten betroffenen Familien machen jedoch eine sehr schwere Zeit durch.

Voraussehbarer Tod

Besinnen wir uns einen Augenblick darauf, was wir über die Trauer nach einem voraussehbaren und nichtgewaltsamen Tod wissen, um so zu verstehen, warum Ihr Trauma so ganz anders ist. Ein voraussehbarer Tod wird gerne als »normal« bezeichnet, aber auch unter den günstigsten Umständen fühlen sich die wenigsten Trauernden »normal«. Nur wird der Trauernde, der sich auf den Tod einstellen konnte, wahrscheinlich anders reagieren als Sie.

Zu Beginn wollen es die meisten Menschen nicht glauben, wenn sie erfahren, dass ein Angehöriger bald sterben wird. Ganz zu Recht wollen sie die Meinung von mehreren Ärzten hören, um ganz sicher zu sein.

Wenn sie dann langsam begreifen, dass der Tod wirklich bevorsteht, werden sie vielleicht wütend – wütend auf die moderne Wissenschaft, die zwar solche Wundermaschinen wie Computer entwickeln kann, aber für bestimmte Krankheiten kein Heilmittel finden kann. Sie sind vielleicht wütend auf Gott, weil er den Tod des Angehörigen zulässt. Möglicherweise beten sie intensiv zu Gott, etwas zu tun, und sind dann enttäuscht, wenn Gott die Gebete nicht zu erhören scheint.

Sie sind traurig und niedergeschlagen, wenn sie sich mit der Tatsache abfinden müssen, dass der geliebte Mensch sterben wird. Sie wünschen ihrem Angehörigen Erlösung von seinen Schmerzen, wenn sie zusehen müssen, wie sein Körper zusehends verfällt.

Wenn Familie und Freunde aber die Tatsache des bevorstehenden Todes hinnehmen können und der Sterbende sein Schicksal akzeptiert hat, so haben sie die Möglichkeit, ihre Gefühle zum Ausdruck zu bringen, alte Probleme zu lösen und die letzten Tage liebevoll und aufrichtig miteinander zu verbringen.

Gleichwohl erleben Angehörige nach einem Todesfall auch unter den bestmöglichen Umständen viele der typischen Gefühle wie Ungläubigkeit, Wut und Traurigkeit. Es scheint zur menschlichen Natur zu gehören, dass gesunde Menschen sich gegen den eigenen Tod sperren, aber auch gegen den anderer. So soll es wahrscheinlich auch sein.

Das Wissen um einen bevorstehenden Tod kann Menschen näher zusammenbringen, aber auch zu einer gefühlsmäßigen Distanz führen. Man nimmt an, dass beide Verhaltensweisen dazu dienen, die durch den Tod entstehende Belastung abzufedern. Forschungsergebnisse belegen, dass es normalerweise drei Monate bis zwei Jahre dauert, bis man einen absehbaren Tod verarbeitet hat; manchmal dauert es jedoch wesentlich länger. Die meisten Menschen stellen fest, dass es ihnen hilft, sich auf die Trauer »einzulassen«, ihre Gefühle zu zeigen und offen über den Verlust zu reden. Stück für Stück überwinden sie so den größten Teil des Schmerzes. Schwieriger wird es für diejenigen, die versuchen, den Schmerz zu verleugnen und so zu tun, als ob nichts passiert wäre.

Traumatischer Tod

Ihre Erfahrung unterscheidet sich wahrscheinlich nicht unwesentlich von dem, was ich gerade beschrieben habe, weil Ihr Angehöriger oder Freund ganz plötzlich ums Leben gekommen ist. Sie hatten keine Zeit mehr,

»Auf Wiedersehen«, »Es tut mir Leid« oder »Ich hab dich lieb« zu sagen.

> *Das Traurige daran ist, dass sie ganz allein gestorben ist. Es gab kein letztes »Ich hab dich lieb«, »Ich danke dir« oder »He, ich finde toll, was du getan hast«.*
> *Es gab kein sanftes Lächeln, keine liebevollen Worte – nur Schreie. Schreie, die in den leeren Kammern meines Hirns widerhallen, in denen zuvor das Lachen regiert hatte.*
> TAMMY LUKE, IN ERINNERUNG AN IHRE FREUNDIN LAURA PORTER

Gewaltsamer Tod

Der Tod des geliebten Menschen war womöglich gewaltsam; vielleicht wurde sein Körper verstümmelt. Das mag Sie mehr schmerzen als den Getöteten.

Schwerverletzte fallen normalerweise in einen Schockzustand und spüren keinen Schmerz mehr. Viele überlebende Opfer berichten, dass sie erst nach einer Weile Schmerzen hatten, auch wenn sie zwischendurch immer wieder das Bewusstsein erlangt hatten. Die meisten erinnern sich nicht mehr an den Moment, in dem sie verletzt wurden, ob es sich nun um einen Autounfall, eine Schusswunde oder ein anderes Trauma handelte.

Aus diesem Grund kann der Schock für Sie, wenn Sie als Hinterbliebener oder Hinterbliebene von der Tragödie erfahren, viel schrecklicher gewesen sein als der Schock, den das Opfer erlitten hat. Dennoch hätten Sie natürlich alles getan, um zu verhindern, dass der geliebte Mensch verletzt wird.

Jeder Mensch hat eine Persönlichkeit, und die meisten Menschen glauben, dass wir auch einen Geist oder eine Seele haben. Aber auch der Körper ist wichtig. Sie trauern, weil Sie die Persönlichkeit und den Geist des geliebten Menschen verloren haben, aber sie trauern ebenso, weil Sie den lebendigen Körper verloren haben. Sie haben diesen Körper gesehen und berührt. Sie wurden von ihm berührt. Nun vermissen Sie ihn.

An meine verstorbene Tochter

Schöne Tochter, Schwester, Freundin und
Seelenverwandte;
Kind der Seele, Eros, Muse und Spiegel.
Ich küsste deine gewölbten Füße,
die kalten kleine Hände, die purpurn
verfärbten Augenlider.
Einen Tropfen Blut leckte ich von deiner
geschwungenen Augenbraue,
wie jedes andere Muttertier,
das sein Junges
jaulend und heulend beschnüffelt.
Verrückt vor Schmerz
streichelte ich deinen Körper
– nun ganz schwer,
der so voller Leichtigkeit und Anmut war,
dessen goldene Wärme nun verblasst.
Nein, das bist nicht du!
Du bist nicht hier!

Ich suche, mein Liebling, überall.
Meine tauben Füße tasten über Waldwege.
Mein Körper wankt durch gemeinsame Fluten.
Ich treibe auf dem Fluss deiner schwarzen Haare.
Bist du da?
Ich greife ins Leere.
ANITA HUFFINGTON,
IN ERINNERUNG AN IHRE TOCHTER

Sie vermissen nicht nur die körperliche Anwesenheit des geliebten Menschen; Sie werden auch sehr wütend darüber sein, dass der Körper des geliebten Menschen misshandelt und verletzt worden ist. Vielleicht haben Sie Schuldgefühle, weil Sie den geliebten Menschen nicht beschützen konnten, auch wenn Sie ganz genau wissen, dass es unmöglich gewesen wäre.

Möglicherweise konnten Sie es im Krankenhaus oder in der Leichenhalle nicht über sich bringen, den Körper des geliebten Menschen in diesem Zustand anzusehen. Darum sind Sie nun auf Ihre Phantasie angewiesen, um sich vorzustellen, wie er wohl ausgesehen haben mag.

Sie zweifeln vielleicht daran, dass der geliebte Mensch wirklich tot ist. Jeden Augenblick rechnen Sie damit, dass er oder sie durch die Tür kommt oder Sie anruft. Für eine Weile geht es den meisten Hinterbliebenen so. Solche Vorstellungen können besonders intensiv sein, wenn Sie den Leichnam nicht ansehen konnten.

Die meisten Menschen, die ihren toten Angehörigen sehen konnten, sind froh darüber. Wenn Ihnen das nicht möglich war, müssen Sie eine andere Möglichkeit finden, sich von der Realität des Todes zu überzeugen.

Michael war sehr schwer verletzt, er hatte viele Wunden am Kopf. Ich erlaubte seinen drei jüngeren Brüdern nicht, sein Zimmer im Krankenhaus zu betreten. Heute bereue ich das. Ich wollte sie schonen und dadurch habe ich ihnen die letzte Möglichkeit genommen, ihren Bruder noch einmal lebend zu sehen. Obwohl der Sarg eigentlich geschlossen war, konnte unsere Familie Michael vor der Beerdigung noch einmal sehen und anfassen. Sein fünfzehnjähriger Bruder James ließ Michaels Schulabzeichen in seine Brusttasche gleiten, bevor der Sarg geschlossen wurde.

RITA CHIAVACCI, DEREN NEUNZEHNJÄHRIGER SOHN MICHAEL GETÖTET WURDE

Bestattungsunternehmer sollten die Familienmitglieder so weit wie möglich selbst entscheiden lassen, ob sie den Leichnam ansehen möchten oder nicht. Die meisten Angehörigen wissen, wie viel sie ertragen können, und sie werden gewiss die richtige Entscheidung treffen, wenn der Bestattungsunternehmer zuvor das Aussehen der Leiche beschreibt. Auf ausdrücklichen Wunsch der Hinterbliebenen kann er auch Fotos von dem Verstorbenen machen, so dass Angehörige, die sich jetzt nicht dazu in der Lage sehen, die Fotos Monate oder Jahre später betrachten können.

Weit problematischer als das Betrachten von Fotos oder eines vom Bestattungsunternehmer zurechtgemachten Leichnams ist der Anblick des Getöteten direkt am Fund- oder Tatort. Nachdem Notarzt und Polizei ihre Arbeit verrichtet haben und die Gefahr, Spuren zu verwischen, ausgeschlossen wurde, sollten die Angehörigen selbst entscheiden (dürfen), ob sie den Getöteten noch einmal anschauen, anfassen oder im Arm halten möchten. Diese Entscheidung kann man nur treffen, wenn man zuvor genau über den Zustand des Getöteten informiert worden ist. Die meisten Menschen wissen, wie viel sie ertragen können und was ihre Grenzen übersteigt. Nur selten bedauern die Angehörigen eine solche Entscheidung im Nachhinein, und die meisten sind später sogar froh darüber. Auch in den Krankenhäusern gibt es die Möglichkeit, in einem so genannten Aufbahrungsraum von dem verstorbenen Angehörigen Abschied zu nehmen.

Manchmal entdeckt jemand aus der Familie den Leichnam noch vor der Ankunft von Notarzt und Polizei. Mordopfer werden häufig von Familienmitgliedern gefunden, und auch bei Verkehrsunfällen sind Familie oder Freunde oft anwesend. Schock, Erstarrung und Wut sind normale Reaktionen auf solche gewaltsame Szenen. Die Todesszene prägt sich tief in das Gedächtnis, und ihr Eindruck kann überwältigend und langandauernd sein.

Wenn jemand sehr auf diese Szene fixiert ist, kann ein Therapeut helfen, den Eindruck der Gewalt zu verwischen, indem er das Geschehen mit dem Angehörigen durchspricht, ihn dabei emotional unterstützt und bestimmte Techniken vermittelt, mit deren Hilfe die Erinnerungen einen Teil ihres Schreckens verlieren. Die belastenden Bilder können mit professioneller Hilfe durch positive Erinnerungen ersetzt werden.

Unpassender Zeitpunkt des Todes

Ein plötzlicher Tod kommt niemals zum rechten Zeitpunkt. Der Schock kann verheerend sein, ob es sich nun um Ihr Kind, Ihren Partner, Ihren Vater oder Ihre Mutter, Ihren Bruder oder Ihre Schwester oder einen Freund handelt.

Ihr Kind

Wenn Ihr Kind getötet wurde, ist das so, als ob auch ein Teil von Ihnen getötet wurde. Ihr elterliches Bedürfnis, das Kind aufzuziehen und zu beschützen, ist noch da, aber es gibt nun niemanden mehr, auf den es sich richten könnte. Den Tod eines Kindes empfinden Sie als besonders schrecklich, denn Sie hatten damit gerechnet, vor Ihrem Kind zu sterben. Es erscheint einem als komplett falsch, wenn diese natürliche Ordnung umgedreht wird, egal, wie alt Ihr Kind war. Ihr Kind bleibt eben immer Ihr Kind, auch wenn es schon erwachsen ist.

> *»Nein! Sie lügen;*
> *Das kann nicht sein!«, schrie ich,*
> *rannte umher und schlug mit den Fäusten gegen meinen Kopf.*
> *»Es tut mir Leid«, erwiderte der Polizist,*
> *»aber Ihr Sohn hat es nicht geschafft.*
> *Er ist tot.«*
> *»Oh, lieber Gott, wie kann das sein?«, schrie ich.*
> *»Er war doch erst siebzehn!«*
>
> FLORENCE (MICKEY) MIKALAUKAS,
> IN ERINNERUNG AN IHREN SOHN

Ihr (Ehe-)Partner

Wenn Ihr Partner getötet wurde, haben Sie womöglich mit einem Schlag Ihren besten Freund oder Ihre beste Freundin, Ihren Sexualpartner, den Vater oder die Mutter Ihrer Kinder, einen Ernährer und Ihren wichtigsten Vertrauten verloren. Es kann fürchterlich sein, wenn man trauert und gleichzeitig gezwungen ist, wichtige Entscheidungen allein zu treffen und die Familie zu versorgen.

> *Als meine Frau um halb acht abends starb, war ich an ihrer Seite, aber sie war zuvor nicht mehr zu Bewusstsein gekommen. Ich habe immer noch Albträume deswegen. Ich habe das Gefühl, sie im Stich gelassen zu haben. Ich wünschte mir, ich hätte ihr noch einmal in die Augen schauen können und ihr sagen können »Ich liebe dich«.*
> *Die zweite Weihnacht ohne Michelle steht nun vor der Tür. Es lässt sich nicht in Worte fassen, wie viel Leid ich und meine drei Kinder, die siebenjährige Erika, die fünfjährige Kimberly und der zweijährige Jeffrey im letzten Jahr duchgemacht haben. Die beiden Mädchen haben immer noch Albträume. Jeffrey hat seine Mutter nie wirklich kennen gelernt. Wie soll ich ein gebrochenes Herz und zerbrochene Träume beschreiben?*
>
> Joseph Lawrence, dessen 35-jährige Ehefrau ums Leben kam

Ihre Eltern

Wenn Ihr Vater oder Ihre Mutter getötet wurde, schmerzt Sie, unabhängig von deren Alter, dieser würdeloser Tod zutiefst. Auch wenn viele Menschen sagen werden: »Er hatte ein schönes und ein erfülltes Leben«, ist es für Sie ein Problem, dass Sie nicht sagen konnten: »Ich danke dir, dass du mir mein Leben geschenkt hast« oder »Auf Wiedersehen« oder »Es tut mir Leid, dass du so sterben musstest«.

> *Der elfte Februar 1982 war ein sehr langer Tag – der längste Tag überhaupt. Der überraschende Besuch meiner Mutter endete in einer Tragödie. Heute, zwei Tage später, sitze ich mit rot verweinten Augen im Flugzeug und bringe die Leiche meiner Mutter nach Hause.*
> *Wie sagt man zu seinen Brüdern: »Mama ist tot, sie wurde bei einem Verkehrsunfall getötet, der nicht nötig gewesen wäre.«*
> *Ich hatte ein schwieriges Jahr hinter mir, und Mama kam wie immer zu Besuch, um mir beizustehen. Und jetzt ist dies Mamas letzter Flug heim nach Iowa. Es ging alles so schnell – es war so unnötig. Sie fehlt mir so sehr, dass ich es kaum ertragen kann.*
> Barbara Brodt

Ihre Geschwister

Wenn Ihr Bruder oder Ihre Schwester getötet wurde, haben Sie vielleicht Schuldgefühle, weil Sie noch am

Leben sind, auch wenn das natürlich völlig unlogisch ist. Geschwister sind sich oft sehr ähnlich. Der Tod eines Geschwisters ist besonders hart, weil er Sie an Ihre eigene Sterblichkeit erinnert. Wenn Ihr Bruder oder Ihre Schwester von einer Sekunde auf die andere ums Leben kommen konnte, könnte Ihnen das theoretisch auch passieren.
Manchmal ist der Schmerz in der trauernden Familie so groß, dass die anderen Geschwister glauben, das falsche Kind wäre gestorben.

> *Dale, ich bin ja so dankbar für unsere gemeinsame Zeit. Und ich bin dankbar dafür, dass wir einander so nahe waren. Aber ich bin so traurig, dass wir nie mehr zusammen lachen werden und Spaß miteinander haben werden. Ich werde dich immer lieben, und ich werde niemals aufhören, dich zu vermissen. Ich bete bloß, dass es keinem anderen Bruder und keiner anderen Schwester so geht wir mir jetzt. In mir ist eine Leere, die nie verschwinden wird. Niemand kann deinen Platz einnehmen.*
>
> Debra Mumblo, deren Bruder getötet wurde

Sinnlosigkeit des Todes

Weil der Tod des geliebten Menschen so sinnlos war, erschwert diese Sinnlosigkeit Ihrer Trauerarbeit. Altersschwäche oder unheilbare Krankheiten sind Todesursachen, die man verstehen kann. Aber ein gewaltsamer Tod ist absichtlich oder fahrlässig herbeigeführt worden. Jemand ist daran schuld.

Viele Mörder saßen bereits im Gefängnis oder waren in einer Nervenheilanstalt, und sie würden immer noch dort sein, wenn das Justizsystem richtig funktioniert hätte. Es ist Ihnen ein Rätsel, wieso die Gesellschaft uns nicht vor solchen Menschen schützt.

Die meisten Verkehrsunfälle werden von Fahrern verursacht, die bewusst verantwortungslos gehandelt haben. Mehr als die Hälfte aller Autounfälle entsteht durch Trunkenheit am Steuer, und bei den meisten ist überhöhte Geschwindigkeit im Spiel. Viele Verkehrsunfälle werden von Fahrern verursacht, die keine Pausen einlegen und dann hinterm Steuer einnicken. Die meisten Unfälle im Straßenverkehr hätten sich vermeiden lassen.

Zu den allerschwersten Verlusten zählt es, wenn die Tat von jemandem begangen wurde, den die Hinterbliebenen kennen: wenn der Babysitter das Kind tötet, wenn ein Jugendlicher, ob Junge oder Mädchen, von demjenigen getötet wird, mit dem er oder sie abends ausgegangen ist, wenn der eifersüchtige Freund den »Ex« umbringt oder ein betrunkener Autofahrer ein Mitglied der eigenen Familie tötet.

Ihre Gedanken und Gefühle können äußerst widersprüchlich sein, wenn Sie den Täter kennen. Vielleicht fühlen Sie sich schuldig, weil Sie nicht früher etwas unternommen haben. Es ist schwierig, jemanden zu beschuldigen, den man kennt. Möglicherweise machen Sie sich Sorgen darüber, was bei der Gerichtsverhandlung passieren wird. Es kann zu den schmerzlichsten Aspekten des Trauerns gehören, zu wissen, dass der Tod des geliebten Menschen hätte verhindert werden können.

Enttäuschungen wegen der Strafjustiz

Bei den meisten gewaltsamen Todesfällen haben die Hinterbliebenen mit Kriminalpolizei und Justiz zu tun. Sicherlich werden Sie frustriert sein, wenn Sie in diesem Zusammenhang mit Abläufen konfrontiert werden, die Sie nicht durchschauen. Vielleicht verstehen Sie nicht, warum eine Obduktion verlangt wird. Sie werden von Sitzungen und Anhörungen ausgeschlossen, an denen Sie unbedingt teilnehmen wollen. Möglicherweise erwarten Sie, dass Sie Informationen erhalten und in alle wichtige Phasen des Verfahrens einbezogen werden, aber das ist nicht der Fall.

> *Ungefähr zwei Monate nach dem Tod meiner Kinder ging ich zur Staatsanwaltschaft.*
> *Ich hatte den Eindruck, dass der Staatsanwalt, der mit dem Fall befasst war, es als Zumutung auffasste, dass ich dort auftauchte und Fragen stellte. Für mich waren meine Kinder menschliche Wesen und nicht einfach Akten, die auf irgendeinem Schreibtisch liegen. War das etwa falsch, dass ich mir als Mutter meiner Kinder wünschte, dass der Mann, der meine Kinder getötet hat, strafrechtlich verfolgt wird? Man sagte mir nicht, wann die Verhandlung stattfindet, und ich erfuhr davon lediglich aus der Zeitung. Ich durfte nicht im Gerichtssaal dabei sein, weil meine »Anwesenheit« die Geschworenen hätte beeinflussen können. Allerdings war der Täter die ganze Zeit im Saal. Die Geschworenen haben nie Fotos von meinen hübschen Kindern zu Gesicht bekommen – und sie wuss-*

ten auch nicht, wer ich bin, als ich während der drei Verhandlungstage allein in der Vorhalle saß.
MARY MITCHELL, DEREN KINDER BART (5 JAHRE ALT) UND GAYLA (7 JAHRE ALT) GETÖTET WURDEN

Finanzielle Belastung

Möglicherweise ist die Sicherheit Ihrer finanziellen Situation jetzt bedroht. Nicht nur die Beerdigung kostet viel Geld. Vielleicht sind Sie mehrere Tage oder Wochen nicht zur Arbeit gegangen. Bei der Arbeit leiden Sie womöglich unter Konzentrationsschwierigkeiten und gefährden dadurch vielleicht Ihren Arbeitsplatz. Sie haben eventuell einen Privatdetektiv beauftragt, um genügend Beweise für die Anklage zu sammeln. Vielleicht haben Sie die Reisekosten von Verwandten bezahlt, die zu der Beerdigung gekommen sind. All das kostet viel Geld.

Glaube/Lebensphilosophie

Sie grübeln jetzt wahrscheinlich über das Leben, den Tod oder über Gott, auch wenn Sie das zuvor nie getan haben. Oder Sie haben früher viel darüber nachgedacht und waren der Meinung, dass Sie befriedigende Antworten auf Ihre Fragen gefunden haben. Nun sind diese fragwürdig geworden, und all Ihre Vorstellungen sind auf den Kopf gestellt. Dieses Gefühl, von den eigenen Vorstellungen entfremdet zu sein, kann Sie in Verzweiflung stürzen. Es wird Zeit und Mühe kosten, Ihre grundlegende Überzeugung wiederherzustellen, um diese Tragödie zu bewältigen.

Zusammenfassung

Ich habe gewiss kein angenehmes Bild entworfen. Der Tod des geliebten Menschen kam plötzlich und unerwartet und zudem war er gewaltsam. Er war sinnlos und unnötig. Er kam zu früh. Vielleicht müssen Sie sich dadurch mit einem Justizsystem auseinandersetzen, das Sie kaum verstehen und auf das Sie nicht vorbereitet sind. Möglicherweise haben Sie finanzielle Probleme. Und eventuell kämpfen Sie darum, einen Glauben oder eine Lebensphilosophie zu entwickeln, die sich in der neuen Situation bewähren.

Dieses Buch wurde nicht geschrieben, um Sie zu verunsichern oder zu erschrecken. Ich habe dieses Buch geschrieben, weil ich Ihnen dabei helfen möchte zu verstehen, warum Ihre Trauer möglicherweise so anders ist als die Trauer, über die Sie etwas gelesen haben. Ich möchte Ihnen helfen zu verstehen, warum Sie wütend werden, wenn Ihnen jemand drei Monate nach Ihrem Verlust erzählt, dass Sie »mit Ihrem Leben weitermachen« sollen.

Erschrecken Sie nicht, wenn Sie beim Lesen dieses Buches in Tränen ausbrechen. Das bedeutet nur, dass Sie das Weinen brauchen. Weinen gehört zum Trauern. Es tut weh, aber es ist gesund. Die meisten Menschen fühlen sich nach dem Weinen etwas von ihrem Schmerz erleichtert, denn es führt sie zu ihrem Innersten, das ihnen sonst verschlossen ist.

Wenn Sie mehr über das Besondere Ihres Trauerns verstehen, werden Sie zwar nicht weniger traurig über den Tod des geliebten Menschen sein, aber Sie werden sich wohler fühlen. Außerdem werden Sie besser damit umgehen können, wenn Ihre Art zu trauern nicht dem entspricht, was andere Menschen von Ihnen erwarten.

Kapitel II

Die Trauer nach der Tragödie

Wie alle Menschen sind Sie nach einem Trauma anfällig für heftige Emotionen. Diese Reaktion ist die ganz normale Antwort auf ein außergewöhnliches Ereignis.

Welche Person Sie vor dem Tod des geliebten Menschen waren, bestimmt Ihre Reaktionen. Wenn Sie körperlich und seelisch gesund sind, zum geliebten Menschen ein gutes Verhältnis hatten, einen Freundeskreis haben, der Sie unterstützt, Ihr Leben grundsätzlich im Griff haben und dazu neigen, Krisen eher als Herausforderungen statt als Katastrophen zu betrachten, dann werden Sie mit dem traumatischen Verlust eines geliebten Menschen besser umgehen können als andere, weniger glückliche.

Egal, wie gefasst Sie sind, es wird auf jeden Fall viel Geduld und viel Arbeit erfordern, sich von einem traumatischen und unerwarteten Todesfall zu erholen. Sie werden nie wieder dieselbe Person sein.

Es geht Ihnen langsam besser, wenn Sie

- in Ihrem Alltagsleben wieder Probleme lösen und Aufgaben erfüllen
- wieder gut schlafen und neue Energie haben

- genug Selbstvertrauen haben, um Gegenwart und Zukunft hoffnungsvoll zu begegnen
- fähig sind, die angenehmen und schönen Dinge des Lebens zu genießen.

Sie werden diese Punkte sehr wahrscheinlich mit der Zeit erreichen können. Die meisten Menschen brauchen Monate oder sogar Jahre dazu. Aktuelle Untersuchungen zeigen, dass nach einem plötzlichen Todesfall eine intensive Trauerphase folgt, die drei oder vier Jahre beträgt und niemals völlig abgeschlossen ist.

Sie werden nie vergessen, was passiert ist. Falls Sie Angst davor haben, sich zu erholen, weil Sie befürchten, den geliebten Menschen dann zu vergessen, so sollten Sie sich keine Sorgen mehr darüber machen. Sie werden nie vergessen. Sie werden immer die Erinnerung an den geliebten Menschen bewahren. Sie werden immer bedauern, dass Sie Ihr Leben nicht noch viele Jahre miteinander teilen konnten. Ganz bestimmt werden Sie aber mit der Zeit eher an die glücklichen Erinnerungen denken als an die schmerzhaften, die derzeit Ihre Gedanken beherrschen.

Theorien über Phasen des Trauerns

Seit man über die Hinterbliebenen von Todesfällen und Gewaltverbrechen spricht, wird auch über die »Phasen« des Trauerns gesprochen. Die meisten von uns kennen die von Elisabeth Kübler-Ross benannten Phasen: Nichtwahrhabenwollen, Zorn, Verhandeln, Depression und Zustimmung. Ihre Untersuchungen befassten sich ursprünglich gleichermaßen mit Erwachsenen und Kindern sowie deren Familien, die mit einem bald bevorstehenden Tod konfrontiert waren. Marton Bard und Dawn Sangrey sind frühe Pioniere der Forschung über Verbrechensopfer. Sie sprechen von anfänglicher Verstörung/Schock, Kampf/Rückschlag und Neuorientierung. Therese Rando, eine der besten gegenwärtigen Trauerforscher in den USA, spricht von drei Phasen: Vermeidung, Konfrontation und Neubeginn.

Phasen sind sinnvoll, solange wir sie wie die Wissenschaftler verstehen: als nicht festgelegt, nicht konkret und nicht voraussehbar. Phasen umreißen lediglich allgemeine Tendenzen, die Ihnen das Gefühl größerer Normalität geben, wenn Sie etwas darüber lesen. Achten Sie aber darauf, dass Sie diese Phasen als Beschreibungen verstehen und nicht als Vorschriften. Zu Vorschriften werden sie, wenn sic Sie glauben machen, dass Sie nicht »richtig trauern«, falls Sie nicht in das vorgegebene Raster passen. Werden die schrittweise aufeinander folgenden Phasen überbetont, dann werden die großen Unterschiede zwischen den Menschen nicht beachtet. Sie begegnen Ihrem Trauma ganz anders als irgendein anderer Mensch in irgendeiner anderen Stadt, der ein ähnliches Trauma erlitten hat. Ihr tägliches Leben unterscheidet sich voneinander. Die »Phase«, in der Sie sich befinden, kann sich nicht jeden Monat, sondern jede Stunde ändern, und wird sicherlich von Ihrem sozialen Umfeld beeinflusst.

Deshalb seien Sie behutsam und geduldig mit sich selbst, wenn Sie etwas von Phasen hören. Denken Sie daran, dass der Versuch, Menschen von einer Phase zur nächsten zu drängen, Schaden anrichten kann, wenn Sie später einmal anderen helfen wollen. Es ist zu einfach zu glauben, dass das Nichtwahrhabenwollen oder ein Schock eine Charakterschwäche darstellen, und dass man »dem Geschehen ins Auge blicken muss«.

Ein Therapeut, der es hätte besser wissen müssen, sagte: »Ich bin wirklich nicht gerne mit Ihnen zusammen, wenn Sie in Ihrer Wutphase sind. Gehen Sie nach Hause und überwinden Sie das. Kommen Sie zurück, wenn Sie in der depressiven Phase sind, und wir werden uns damit beschäftigen.«

Reaktionen auf einen plötzlichen Todesfall und ihre Komponenten

Die folgenden Komponenten sind keine »Phasen«, sondern Bestandteile der Trauererfahrung, die die meisten Hinterbliebenen von Zeit zu Zeit oder viele Male durchleben.

Nichtwahrhabenwollen/Schock/Erstarrung

Das Nichtwahrhabenwollen ist eine wunderbare Sache. Es ist der natürliche Weg, die volle Wirkung eines Traumas solange abzuwehren, bis Sie es aufnehmen können. Die meisten Menschen, denen man gerade erzählt hat, dass ein Angehöriger ums Leben gekommen ist, sind buchstäblich zu schwach, die überwältigende Aufgabe des Trauerns anzunehmen.

Sie haben vielleicht einen Schock erlitten. Ein Schockzustand ist vergleichbar mit einer Vollnarkose. Durch den plötzlichen Adrenalinausstoß war Ihr erster Impuls vielleicht »Kampf« oder »Flucht« oder »Erstarren«. Kämpfernaturen greifen manchmal denjenigen körperlich an, der die schlechte Nachricht überbracht hat. Polizeibeamte, die Todesmeldungen überbringen, bezeichnen dies als normal. Diejenigen, die zuerst an »Flucht« denken, fallen vielleicht in Ohnmacht oder rennen los, um dem Schmerz zu entkommen. Das Wort »Angststarre« beschreibt den Zustand von Menschen, die unfähig sind zu reagieren.

Es war am 10. Juni um 12 Uhr 30, als der Anruf aus dem Krankenhaus kam, dass mein Sohn John verwundet wurde. Da ich allein war, wurde ich von der Polizei abgeholt. Auf dem ganzen Weg zum Krankenhaus sprachen die beiden Beamten vor mir banales Zeug. Keiner der beiden sagte ein Wort zu mir. Als wir im Krankenhaus ankamen, fragte man mich nach der Krankenversicherung. Dann wurde ich in einem Zimmer mir selbst überlassen.
Ich saß ganz allein und betete laut das Ave Maria, um die Stille und Anspannung zu durchbrechen. Schließlich betrat ein junger Arzt den Raum, der offensichtlich müde und verärgert war. Er setzte sich auf eine Krankenliege und sagte: »Ihr Sohn ist verstorben.«
»Ich weiß nicht, was ich sagen soll«, stammelte ich, als ob ich jemals auf solch ein Ereignis hätte vorbereitet sein können. Ich rannte raus aus dem Krankenhaus und schrie und schrie und schrie.

MARGARET GROGAN, DEREN SOHN JOHN BEI EINER SCHULABSCHLUSSFEIER EINEN TÖDLICHEN STICH INS HERZ ERLITT

Ich betete auf dem ganzen Weg ins Krankenhaus: »Bitte, lieber Gott, gib ihm wenigstens noch fünf Minuten.« Aber es war zu spät. Da ich selbst staatlich geprüfte Krankenschwester bin, hatte ich Eltern selbst schon beibringen müssen, dass ihr Kind tot ist. Das ist etwas, woran man sich nie gewöhnt. Aber ich hätte es mir nie träumen lassen, dass ich in eine Notaufnahme gehen würde und mein Mann mir sagen würde: »Oh Gott, Sally, unser Kleiner ist tot.« Ich sah, wie ein erwachsener Mann sich vor meinen Augen auflöste. Ich spürte, wie mein fünfzehnjähriger Sohn auf mich einschlug. Er bettelte mich an zu sagen, dass sein Bruder nicht tot wäre. Ich sah, wie meine Tochter zusammenbrach und hörte sie sagen: »Mami, ich will den Typen kriegen, der das getan hat.«
SALLY JEANES, DEREN ACHTZEHNJÄHRIGER SOHN DURCH EINEN BETRUNKENEN AUTOFAHRER UMS LEBEN KAM

Unabhängig von Ihrer allerersten Reaktion werden Sie sich – wie die meisten Menschen – bald in einem Zustand der Erstarrung befunden haben. Wenn Sie heute zurückblicken, fragen Sie sich vielleicht, wie Sie ruhig bleiben konnten. Sie haben vielleicht gewisse Aufgaben erledigt, die Ihnen im Nachhinein unmöglich erscheinen. Es wird Ihnen wahrscheinlich schwer fallen, sich genau an das zu erinnern, was Sie in diesen ersten Tagen getan haben.

Ich hatte Schwierigkeiten, die Situation zu erfassen, und die Krankenschwestern starrten mich an. Ich wollte nicht an meine Jungs denken und

an das, was ihnen zugestoßen war. Ich lebte. Vielleicht lebten sie ja auch.
Die Worte schienen in der Luft zu hängen, während ich versuchte, sie zu begreifen. Wörter wie »tot« und »Obduktion« drangen durch. Ich wollte sie nicht hören. Aber alles, was ich sagen konnte, war: »Bitte sagen Sie mir nicht, wie viele tot sind.«

BETTY JANE SPENCER ERINNERT SICH AN DEN ZUSTAND, ALS SIE ERFUHR, DASS IHRE VIER SÖHNE ERMORDET WURDEN

Vielleicht hat man Ihnen während dieser Zeit gesagt, wie »stark« Sie wären. Es gehört zu den traurigsten Begleiterscheinungen eines Traumas, dass man Sie für stark hält, während Sie in Wirklichkeit unter Schock stehen. Sie mögen zwar stark wirken, aber Sie fühlen sich wie ein Roboter. Wenn der Schockzustand abklingt und Sie Ihre Freunde wirklich brauchen, haben diese das normale Leben wieder aufgenommen und glauben, dass es Ihnen gut geht.

In den ersten paar Monaten war ich wie betäubt. Ich wurde von willkürlich auftretenden Erinnerungsfetzen heimgesucht, aber ich hielt sie nur zur Hälfte für wahr. Freunde sagten mir, wie tapfer, stark und ruhig ich wäre. Aber sie wussten nicht, dass ich das Ausmaß des Geschehens noch nicht voll erfasst hatte.

BARBARA KAPLAN, DIE SCHWER VERLETZT EINE SCHIESSEREI ÜBERLEBTE, BEI DER ZWEI IHRER FREUNDE GETÖTET WURDEN

Nach einem gewaltsamen und unerwarteten Verlust ist das Nichtwahrhabenwollen eine normale und sinnvolle

Reaktion. Es sollte Ihnen erlaubt sein, in Ihrem eigenen Tempo durch diesen Teil des Trauerns zu gehen, denn das Nichtwahrhabenwollen erweist Ihnen solange einen guten Dienst, bis Sie stärker sind und das Geschehen besser bewältigen können. Es ist unmöglich, einzelne Phasen des Trauerns zu beschleunigen, um »es hinter sich zu bringen«. Haben Sie Geduld mit sich, wenn Sie nicht klar denken können, vergesslich und geistesabwesend wirken. Wenn Sie Hilfe brauchen, bitten Sie darum. Seien Sie auf jeden Fall sehr vorsichtig im Umgang mit Alkohol und verschreibungspflichtigen Medikamenten. Diese werden Sie lediglich in einen unnatürlichen Zustand des Nichtwahrhabenwollens versetzen. Ihr eigener Körper ist damit beschäftigt, das Trauma auszugleichen. Vertrauen Sie ihm.

Furcht/Verwundbarkeit

Viele Hinterbliebene sind erstaunt darüber, dass sie sich nach einem gewaltsamen Todesfall angespannt, furchtsam und kraftlos fühlen. Sie haben zwar gewusst, dass Tragödien sich ereignen, aber sie passierten immer nur den anderen. Vor dem traumatischen Erlebnis fühlten Sie sich einzigartig unverwundbar. Ihnen würde so etwas nicht passieren.

Nachdem der geliebte Mensch getötet wurde, hatten Sie vielleicht das Gefühl, dass Ihr Leben »kaputt« ist. Es ist schon seltsam, dass wir glauben, dass guten Menschen nichts Böses widerfährt. Für Sie hat sich das nun als falsch erwiesen.

Sie haben vielleicht das Gefühl, dass Sie und der Rest Ihrer Familie verwundbarer sind als andere Menschen.

Das macht Angst. Sie müssen vernünftig bleiben und das Risiko eingehen, unter Leute zu gehen, auch wenn es Sie ängstigt und harte Arbeit bedeutet. Stück für Stück können Sie diese Ängste überwinden. Es kann Sie zur Verzweiflung bringen, dass der Täter nicht nur den geliebten Menschen zerstört hat, sondern auch den Teil von Ihnen beschädigt hat, der früher selbstsicher und sorglos war.

> *Die Tatsache, dass ich hätte getötet werden können, traf mich mit voller Wucht. Ich fühlte mich kraftlos und aus dem Gleichgewicht geworfen. Würde ich mich nun vor jedem Unbekannten fürchten? ... In jedem Fremden sah ich einen potenziellen Mörder. Ich war neidisch auf die, die ohne Misstrauen durch die Straßen liefen. Ich befürchtete, schwach und ängstlich zu werden.*
> JEAN GOLDBERG

> *Wenn man genau darüber nachdenkt, so hängt in unserem Leben letztlich alles davon ab, dass andere sich vernünftig und berechenbar verhalten. Wenn du ins Auto steigst und losfährst, bringst du jedem anderen Autofahrer viel Vertrauen entgegen. Aber was passiert, wenn dieses Vertrauen verschwunden ist? Versuch dann mal, auf einer zweispurigen Landstraße zu fahren, wo der Gegenverkehr ganz dicht an dir vorbeirauscht. Der Magen wird sich dir zusammenkrampfen, wenn du es überhaupt schaffst. Wenn du anfängst, in jedem anonymen Fremden einen potenziellen Wahnsinnigen oder Gewaltverbrecher zu sehen, bist du nicht nur total verängstigt,*

sondern deprimiert. Du fühlst dich wirklich betrogen!
Barbara Kaplan

Seit jener Woche habe ich eine andere Einstellung zum Leben. Ich fühle mich nicht mehr jung. Ich bin erst 27, aber seit ich meinen vierjährigen Sohn verloren habe, weiß ich, dass der Tod nicht fair ist. Ich denke oft daran, dass es wieder passieren kann. Ich denke oft an den Tod. Neulich sagte ich zu meiner Mutter, dass ich sie vermissen werde, wenn sie stirbt.
Kim Keyes, deren Sohn Kurt zusammen mit drei anderen Verwandten und einem Freund der Familie bei einem Autounfall ums Leben kam

Die Erkenntnis, dass eine Tragödie jeden jederzeit treffen kann, bedeutet Furcht und Verwundbarkeit und ist von fast existenzieller Bedeutung. Sie führt zu Fragen wie: »Was ist überhaupt das Leben?«, »Wozu sind wir auf der Welt?«, »Warum müssen Menschen sterben?« und »Warum hat Gott es nicht verhindert?«. Für Jugendliche, die gerade erst angefangen haben, sich im Leben zurechtzufinden – ganz zu schweigen von einer Auseinandersetzung mit dem Tod – , sind solche Fragen doppelt erdrückend. Die Konfrontation mit dem Schmerz im Kreis der Familie kann so überwältigend sein, dass sich die Jugendlichen lieber Fluchtwege suchen als sich mit der eigenen Verwundbarkeit auseinander zu setzen.

Körperliche Symptome

Der Stress nach einem Trauma kann Sie körperlich krank machen. Da Sie voller Traurigkeit, Verwirrung, Angst, Besorgnis und Wut sind, haben Sie vielleicht keinen Appetit. Sie fühlen sich möglicherweise schwach, als ob Sie keinen Schritt weiter könnten. Sie fühlen sich vielleicht erschöpft, aber wenn Sie sich ins Bett legen, können Sie nicht einschlafen oder Sie schlafen nur kurze Zeit. Ihr Interesse an Sex kann zurückgegangen oder völlig verschwunden sein.

Viele Hinterbliebene sprechen von Schmerzen, von Bauchweh, von einer Schwere in ihrer Brust – ein Symptom, das manche als »gebrochenes Herz« bezeichnen. Vielleicht sind Sie nervös und gereizt.

Manche Hinterbliebene denken an Selbstmord, wenn diese Beschwerden sich verschlimmern. Am liebsten würden sie auch sterben, um dem Schmerz zu entkommen. In diesen Momenten sind Freunde und Verwandte, die sich um Sie kümmern, sehr wichtig für Ihr Wohlbefinden.

Eventuell müssen Sie zum Arzt gehen, vor allem, wenn Sie nicht essen und schlafen können. Das Immunsystem der meisten Trauernden ist geschwächt, so dass sie anfälliger für Krankheiten werden.

Trauernde sind auch anfällig für Unfälle. Viele werden in Autounfälle, Stürze und andere Missgeschicke verwickelt, weil sie in Gedanken ganz mit ihrem Verlust beschäftigt sind.

Regelmäßige ärztliche Untersuchungen sind dann erforderlich, wenn Sie anfällig für Herzkreislaufprobleme oder andere ernsthafte Erkrankungen sind. Manche Forschungsergebnisse legen einen Zusammenhang zwischen Trauer und dem Auftreten von Krebs nahe.

Mit Zigaretten, Alkohol und Drogen müssen Sie besonders vorsichtig sein. Manche Trauernde steigern ihren Konsum, um zu flüchten und um zu schlafen. Das führt aber lediglich zu noch schwereren Problemen.

Alkohol macht depressiv und wird Ihre Trauer eher verschlimmern als erleichtern. Außerdem verschlechtert er Ihren körperlichen Gesamtzustand. So schmerzhaft das Trauern auch ist, so ist es doch am besten, sich ihm auszusetzen und es ganz zu durchleben. Alkohol und andere Drogen werden keine wirkliche Hilfe sein, sondern können Ihre Trauer sogar verlängern.

Eventuell ist es nötig, dass Ihr Hausarzt Ihnen für kurze Zeit etwas verschreibt, damit Sie in der Trauerzeit essen und schlafen können. Betrachten Sie dies nicht als eine Schwäche. Sie haben ein schweres Trauma erlitten und haben ein Anrecht auf professionelle Hilfe, um sich davon zu erholen. Sie werden die Medikamente wahrscheinlich nur kurzfristig benötigen. Auch wenn Sie sich jetzt noch nicht besser fühlen wollen, so sind Sie es doch sich und Ihrer Familie schuldig, gesund zu bleiben.

Wut

Die enorme Wut auf denjenigen, der den geliebten Menschen getötet hat, kann Sie erschrecken. Je sinnloser das Geschehen, desto wütender sind Sie vielleicht. Manche Hinterbliebene empfinden keinerlei Wut, aber die meisten sind sehr wütend – bis hin zu blindem Zorn.

Ich hatte es vorher nicht für möglich gehalten, jemanden so sehr zu hassen. Ich fühlte den heftigsten Hass meines Lebens. Ich bin Pastorin, und es ist ziemlich schockierend, zu erkennen, was für Gefühle man haben kann.

TINKA BLOEDOW, DEREN VIERZEHNJÄHRIGE TOCHTER TEEJA DURCH EINEN BETRUNKENEN AUTOFAHRER UMS LEBEN KAM

Vielleicht wünschen Sie sich verzweifelt, dass derjenige, der Ihren Angehörigen getötet hat, Reue zeigt, dass er sagt: »Es tut mir Leid.« Das wird wahrscheinlich nicht passieren.

Viele Täter fühlen keine Reue. Manchen tut es tatsächlich Leid. Sie werden jedoch von ihren Anwälten davor gewarnt, mit der Familie des Opfers Kontakt aufzunehmen, da dies als Schuldeingeständnis aufgefasst werden kann.

Ihre Wut haben Sie vielleicht am Anfang des Trauerns empfunden oder erst später, nachdem ein Teil der Erstarrung abgeklungen war. Vielleicht waren sie wütend, bevor Sie es zugeben wollten.

Unglücklicherweise hat man den meisten von uns in der Kindheit beigebracht, dass bestimmte Gefühle schlecht sind. Die meisten von uns haben gehört:

- »Du sollst nicht wütend werden.«
- »Es ist falsch, eifersüchtig zu sein.«
- »Es ist eine Sünde, Rachegelüste zu haben.«
- »Blinder Zorn ist eine furchtbare Sache.«

Gefühle sind weder richtig noch falsch; sie sind ganz einfach da. Ihr Verhalten kann gut oder schlecht sein, richtig oder falsch, angemessen oder nicht angemessen.

Ihr Denken kann klar oder unscharf sein, rational oder irrational.

Aber Ihre Gefühle sind schlichtweg Ihre Gefühle, ohne irgendwie bewertet werden zu können. Wenn jemand von Ihnen verlangt, dass Sie ein bestimmtes Gefühl nicht mehr haben sollen, so ist das dumm und einfach unmöglich.

> *Vielleicht hilft es den Opfern, besonders solchen, die sich von der Justiz betrogen fühlen, zu wissen, dass es zulässig und hilfreich ist, über die »Gerechtigkeit« zu fantasieren, die sie dem Täter auferlegen würden.*
> *Es half mir sehr bei meiner Trauerarbeit, als ich einsah, dass Gefühle unwillkürlich entstehen – so wie ein Niesreiz – und sie können selten unterdrückt werden. Auch die schwärzesten Gedanken und Gefühle sind nicht falsch. »Falsch« werden sie nur, wenn man sie in Taten umsetzt.*
>
> JANET BARTON, DEREN SOHN ERMORDET WURDE

Es ist ganz wichtig, dass Sie nicht aus Wut destruktiv handeln. Sie müssen sich zwingen, vernünftig zu überlegen, was Sie mit Ihrer Wut anfangen. Aber was Sie fühlen, ist, was Sie fühlen.

Vielleicht stellen Sie fest, dass Sie nicht nur auf die Person wütend sind, die Ihren Angehörigen getötet hat, sondern auf Gott, die Ärzte, die Polizeibeamten und auf die Menschen, die Sie am meisten lieben – Ihre Familie. Vielleicht sind Sie wütend auf jeden, der scheinbar so weiterlebt, als wenn nichts passiert wäre. Sie können sogar auf den geliebten Toten wütend sein, weil er Sie im Stich gelassen hat, auch wenn Sie noch so genau wissen, dass ihn oder sie keine Schuld trifft. Diese Wut ist offensichtlich fehlgeleitet und sollte nicht ausgelebt werden.

> *Und da ist die Wut. Meine Wut hörte weder bei Gott noch bei den Mördern auf. Ich hasste alles und jeden. Es war ein rohes, hässliches, zerstörerisches Gefühl, das in mir aufstieg und mich tagelang beherrschte.*
>
> BETTY JANE SPENCER, DEREN VIER SÖHNE ERMORDET WURDEN

Das Ungerechte am Tod eines geliebten Menschen, Ihre tiefe Verletztheit und der Verlust Ihrer Zukunftsträume können sich alle zusammen zu einem blinden Zorn summieren, zu dem wortlosen Drang, etwas zu tun. Die meisten Handlungen, über die Sie nachgrübeln, dürfen nicht verwirklicht werden – wie etwa die Idee, den Täter umzubringen.

> *Ein Jahr lang stellte ich mir vor, den Gerichtssaal zu betreten und ihm den Kopf wegzupusten. Aber ich entschied mich dafür, die ganze Sache Gott zu überlassen. Nichts bleibt ungesühnt.*
>
> JUNE SANBORN, DEREN EINZIGES KIND DIANE AUF GRAUSAME WEISE VERSTÜMMELT UND ERMORDET WURDE

Solche Gedanken sind nichts Unrechtes, und es kann Ihnen helfen, mit einem geduldigen Zuhörer darüber zu reden. Sie dürfen sich besonders glücklich schätzen, wenn Sie Ihre Gedanken mit jemandem teilen können, der Ähnliches empfunden hat.

Viele Freunde werden leider nicht zuhören wollen, wenn Sie über solche Gedanken sprechen. Das ist schade, und diese Reaktion macht Sie vielleicht noch wütender. Es wäre schön, wenn man verstehen würde, dass Sie die Verantwortung für Ihre Gefühle übernehmen, wenn Sie sie ausdrücken. Damit wird es unwahrscheinlich, dass Sie sie auch ausleben.

Wenn Sie sich selbst erlauben, diese Gefühle auszudrücken, kann es Ihren Kopf frei machen. Dadurch können Sie offener und realistischer denken und Ihre Zukunft planen.

Es gehört zur Wut, dass sie sich auch körperlich ausdrückt. Körperliche Probleme können entstehen, wenn Sie Ihre Wut unterdrücken und versuchen, diese Gefühle zu stoppen. Mögliche Beschwerden sind Kopf- und Bauchschmerzen, Dickdarmentzündung, Rückenschmerzen und Bluthochdruck. Auf der anderen Seite kann es helfen, sich körperlich zu betätigen. Manche Menschen joggen, treiben exzessiv irgendeinen Sport oder putzen das ganze Haus. Andere schreiben Tagebuch oder Briefe an den Straftäter, die für gewöhnlich besser nicht abgeschickt werden. Manche weinen, toben und schreien.

Es spielt keine Rolle, was Sie mit Ihrer Wut anfangen, solange Sie zu ihr stehen und sie ausdrücken, ohne sich oder andere Menschen dadurch zu verletzen. Vielleicht stellen Sie fest, dass Ihre Wut einen gewissen Zweck erfüllt. Unter der Wut verbirgt sich womöglich eine tiefe Traurigkeit. Wut vermittelt zwar kein gutes Gefühl, aber normalerweise ist sie doch weniger schmerzhaft als Traurigkeit. Wut kann sich entweder auf eine bestimmte andere Person konzentrieren oder sie kann ein breites Spektrum umfassen, ohne sich auf eine bestimmte Person oder Sache länger zu beziehen. Traurigkeit dagegen konzentriert sich in Ihrem Inneren. Einen Teil der Wut, der Raserei und der Rachegefühle werden Sie am Ende aufgeben müssen, um herauszufinden, was darunter liegt.

Wenn Sie sich dazu entschließen, entdecken Sie möglicherweise einen Schmerz, der so stark ist, als ob Ihnen die Eingeweide herausgerissen würden. Sich dem Schmerz zu stellen, kann die Wut verringern. Vielleicht glauben Sie, dass Sie es Ihrem Angehörigen schuldig sind, weiterhin wütend zu sein. Das hat wenig Sinn. Aber es ist allein Ihre Entscheidung, wie Sie mit Ihrer Wut umgehen und wann Sie sich dazu entschließen, dahinter zu schauen.

In Zeitungen und Büchern, im Fernsehen und im Kino scheint uns diese reichlich verstörte Gesellschaft weiszumachen, dass man seiner Wut um jeden Preis freien Lauf lassen muss. Wissenschaftliche Untersuchungen können dies nicht bestätigen. Wer sein ganzes Leben lang seinem Ärger Luft macht, wird eher krank als andere. Es kann nicht das Ziel sein, einfach nur Ihren Gefühlen freien Lauf zu lassen, sondern es geht darum, das zu bekommen, was Sie wollen. Wer ständig in die Luft geht, belastet nur seine nächste Umgebung und wird nichts gewinnen.

Vielleicht erwägt die Staatsanwaltschaft, ein Strafmaß zu fordern, das Ihnen zu niedrig vorkommt. Sie verstehen das nicht, und man hat nicht vor, mit Ihnen darüber zu sprechen. Das reicht, um Sie auf die Palme zu bringen! Doch die Frage heißt: »Wie kriege ich das, was ich will?« Ein Wutanfall im Büro des Staatsanwalts oder ein unflätiger Leserbrief wird eher befremden als zu dem führen, was Sie erreichen möchten.

Rufen Sie Ihren Anwalt an und bitten Sie ihn um eine fünfzehnminütige Unterredung, um den Fall zu besprechen. Lassen Sie sich von ihm das Vorgehen der Staatsanwaltschaft aus juristischer Sicht erklären. Dadurch wird Ihre Wut bestimmt abkühlen.

Posttraumatischer Stress/Schuldgefühle

Lange Zeit wurde angenommen, dass schmerzhafter Stress zum größten Teil von innen kommt. Man dachte, dass depressive Menschen ernsthafte innere Konflikte haben, die gelöst werden müssen. Heute verstehen wir, dass auch ein äußeres Trauma eine ernst zu nehmende Grundlage für anhaltenden Stress ist. Diese Auffassung wird Ihnen nicht unbedingt helfen, sich besser zu fühlen. Es ist aber auf jeden Fall gut zu wissen, denn es bedeutet, dass Sie nicht »verrückt« sind, bloß weil Sie nach dem Tod eines geliebten Menschen ausgesprochen schmerzvolle Phasen durchleben.

Wenn das Nichtwahrhabenwollen und der Schock nachlassen, haben Sie vielleicht Gefühle, die Ihnen fremd und beängstigend vorkommen. Möglicherweise kommen Ihnen gewisse Erinnerungen an das Trauma immer wieder in den Sinn, zum Beispiel bestimmte Bilder oder Töne. Vielleicht haben Sie wieder und wieder Albträume. Irgendetwas gibt Ihnen das Gefühl, das Trauma würde sich wiederholen. Wenn Sie den Auslöser dafür kennen – vielleicht den Ort, wo alles passiert ist, ein bestimmtes Lied, bestimmte Ereignisse – werden Sie ihn fast zwanghaft meiden, ziemlich genau so wie bei einer Phobie.

Vielleicht hat die äußere Welt nicht mehr viel Bedeutung für Sie. Sie möchten sich vielleicht am liebsten völlig zurückziehen, weil niemand Ihren Schmerz zu verstehen scheint. Sie haben Probleme, sich zu konzentrieren, und sind geistesabwesend und verwirrt.

Die Mutterader

Ein einzelnes Auge brennt auf meiner Stirn,
ich grabe durch deinen Tod.
Sichte die Schichten,
horte jeden Glimmer.

Hier,
ein Stapel ungelebter Träume.
Und hier,
ein Haufen Schuld und Selbstanklagen,
verwehte Berührung.
Meine versteinerte Liebe.

Geschwärzt durch den Verlust,
grabe ich
tiefer und tiefer
nach der Mutterader.

ANITA HUFFINGTON, IN ERINNERUNG AN IHRE TOCHTER

Vielleicht kämpfen Sie mit Schuldgefühlen. Für die meisten Überlebenden wird der Gedanke »Hätte ich doch bloß ...« zum vertrauten Thema.

Die Menschen neigen dazu, Dinge zu glauben, die bei näherer Betrachtung keinen Sinn ergeben. Zum Beispiel:

- »Menschen, die sich lieb haben, müssen immer füreinander Verantwortung tragen und sich beschützen können.«
- »Wäre ich ein besserer Mensch, wäre meinem Liebling nichts passiert.«
- »Wenn es mir besser geht, heißt das, dass ich ihn oder sie nicht genug geliebt habe.«
- »Es ist nicht richtig, dass mein Liebling gestorben ist und ich weiterlebe.«

»Es tut mir so Leid, es tut mir so Leid, es tut mir so Leid«, sind vielleicht die Worte, die Sie unter Tränen herausbringen.

Möglicherweise fühlen Sie sich schuldig, weil Sie immer noch an das alte Sprichwort glauben, dass guten Menschen nichts Böses widerfährt. Vielleicht sieht es so aus, als ob Sie lediglich einen Weg finden müssten, Ihre Schuld zu beweisen. Dann könnten Sie weiterhin alten Überzeugungen anhängen, die dem Tod Ihres Angehörigen einen gewissen Sinn verleihen. Es kann der härteste Teil des Trauerns sein, den Grund für Ihre Schuldgefühle rational zu untersuchen. Vielleicht sind Sie tatsächlich mitverantwortlich für den Tod des geliebten Menschen. In diesem Fall müssen Sie sich das eingestehen und einen Weg suchen, sich selbst zu verzeihen. Sollten Sie eine falsche Entscheidung getroffen haben, so haben Sie doch nach bestem Wissen und Gewissen gehandelt. Versuchen Sie nicht, Ihre Rolle überzubewerten, denn das verwirrt Sie nur noch mehr.

In den meisten Fällen sind andere Faktoren hauptverantwortlich für den Tod Ihres Angehörigen. Der Täter handelte entweder vorsätzlich oder fahrlässig, das heißt ohne böse Absicht. Auch die Naturgewalten spielen eine Rolle. Es ist ein Gesetz der Natur, dass beim Zusammenstoß zweier gegnerischer Kräfte entweder eine von beiden oder alle beide zerstört werden. Schöner wäre es vielleicht, wenn solche Gesetze nicht immer gelten würden. Auf der anderen Seite wäre es aber beängstigend, in einer Welt zu leben, in der Naturgesetze manchmal gelten und manchmal nicht. Wenn Sie logisch darüber nachdenken, kommen Sie womöglich zu dem Schluss, dass Sie selbst zu 5% verantwortlich sind und jemand anderes zu 95%. Dann übernehmen Sie auch nur 5% der Schuld und nicht 100%.

Gespräche mit anderen Menschen, die wirklich verstehen, was Sie durchmachen, können Ihnen helfen, Ihre Schuld realistisch einzuschätzen. Für alle Beteiligten wird dies harte Arbeit bedeuten.

Geringere Schuldgefühle nehmen weder Ihre Traurigkeit noch Ihre Wut von Ihnen, aber es kann ein schwerer Stein von Ihrem Herzen fallen. Das ist die Mühe wert.

Eingeständnis/Anpassung

Das Wort »Zustimmung« wird hier nicht verwendet, weil man dem plötzlichen und gewaltsamen Tod eines geliebten Menschen niemals »zustimmen« kann. Zu Beginn glauben manche Menschen, nie wieder glücklich sein zu können. Sie befinden sich in einer Phase, in der sie noch nicht dazu bereit sind, sich besser zu fühlen. Andere dagegen sind ganz versessen darauf und bemühen sich darum.

In jedem Fall kann es für Sie sinnvoll sein, auf andere Menschen zu vertrauen, die eine solche Gottesprüfung überstanden haben und ihre Stärke und Fröhlichkeit wieder erlangt haben. Diese Menschen können Ihnen als Vorbilder dienen.

Tatsache ist, dass Ihr Leben nie wieder so sein wird wie vor dem Tod des geliebten Menschen. Aber es wird sicherlich deutlich besser sein als es jetzt ist, während Sie dieses Buch lesen.

Die Tatsachen zu akzeptieren bedeutet Folgendes: Sie glauben aufgrund der Ihnen bekannten Fakten, dass es so passiert ist, wie es eben passiert ist. Es bedeutet, dass Sie sich nicht länger etwas vormachen müssen. Es bedeutet, dass Sie dem Schmerz begegnen und ihn erleben wollen, anstatt ihm durch wilden Aktionismus oder die Flucht in Alkohol oder Drogen aus dem Weg zu gehen. Es bedeutet auch, dass Sie sich entscheiden, wie Sie mit Ihren Erinnerungen leben wollen. Die Erinnerungen kann Ihnen niemand nehmen, auch wenn viele Menschen Ihnen erzählen werden, dass Sie besser vergessen sollten. Wahrscheinlich ist Ihre Angst viel größer, etwas zu vergessen, das Sie auf keinen Fall vergessen wollen. Vielen Menschen hilft es, einige besonders wertvolle Erinnerungen aufzuschreiben. Schreiben Sie sie auf und lesen Sie sie oft. Bewahren Sie außerdem eine Haarlocke auf, das Parfüm oder Aftershave, Kleider oder andere Erinnerungsstücke. Verwenden Sie diese hin und wieder dazu, Ihre Erinnerungen zu pflegen. Rufen Sie sich die guten Erinnerungen ins Gedächtnis, wenn Sie das Gefühl haben, wieder in den Schmerz abzusinken.

Das Eingeständnis kommt dann, wenn es dir nicht mehr egal ist, ob dein eigenes Leben weitergeht oder nicht. Ich werde Trey nie vergessen und freue mich darauf, ihm im Paradies wiederzubegegnen. Aber ich führe mein Leben hier weiter und finde Freude daran.

RALPH SHELTON, DESSEN SOHN VON EINEM HECKENSCHÜTZEN ERSCHOSSEN WURDE.

Kummer

Es wird Ihnen immer Kummer bereiten, dass Ihr Familienangehöriger auf tragische Weise starb und so eine möglicherweise lange und glückliche Beziehung abgebrochen wurde. Aber Kummer ist etwas anderes als die Höhen und Tiefen des Traumas, das die meisten Hinterbliebenen in den ersten Monaten oder Jahren erleben. Kummer kann vielerlei Gestalt annehmen.

Manche Menschen beschreiben Kummer als einen »unscharfen Nebel über dem Leben«, den man nicht permanent bewusst wahrnimmt. Sie stellen einfach fest, dass Ihr Leben nicht mehr so hell, nicht mehr so leicht ist wie zuvor. Ihre Wertvorstellungen haben sich geändert. Banalitäten machen Sie ungeduldig, und Sie fühlen sich vielleicht unverstanden. Trotzdem ist ein Kummergefühl nicht dasselbe, wie von Trauer überwältigt zu werden.

Immer wenn ich unsere Geschichte erzähle, fühle ich mich danach befreit. Es ist wichtig, dass die Leute wissen, was für ein niedliches Kind Kurt war. In den ersten Monaten grübelten wir über all die Dinge, die wir mit Kurt nicht unternommen hatten. Jetzt denken wir an die Sachen, die wir mit ihm gemacht haben. Das ist positiver. Man muss in Ehren halten, was einem ihr Leben bedeutet hat.

KIM KEYES, DEREN VIERJÄHRIGER SOHN KURT DURCH EINEN BETRUNKENEN AUTOFAHRER UMS LEBEN KAM

Traueranfälle

Höchstwahrscheinlich werden Sie über Jahre hinweg von Zeit zu Zeit Traueranfälle erleben. Oft sind die Hinterbliebenen erstaunt darüber, dass mitten in einer Reihe von guten Tagen irgendetwas einen »Anfall« von Trauer hervorrufen kann. Geburtstage und Jahrestage sind besonders schwierig – der Geburtstag des geliebten Menschen, sein Todestag, der Hochzeitstag, Muttertag und Vatertag. Für Familien, in denen nun eine Person fehlt, sind gerade die Feiertage oft sehr schwierig, an denen die Familie traditionell zusammenkommt. Bestimmte Lieder können eine Trauerattacke auslösen. Wenn Sie jemanden sehen, der dem geliebten Menschen ähnlich sieht, kann das zu einem Traueranfall führen.

Es mag zwar seltsam klingen, aber Trauerattacken können auch als feierliche Momente verstanden werden – Erinnerungen an eine Beziehung, die Ihnen so viel bedeutet hat, dass die Trauer Sie immer noch hin und wieder überwältigen kann.

Fast alle Trauernden ziehen es vor, den geliebten Menschen gekannt zu haben. Sie wünschen sich nicht, dass er nie auf die Welt gekommen wäre. Die Fähigkeit, die Tiefen der Traurigkeit und die Höhen der Freude zu erfahren, bedeutet, ganz Mensch zu sein. Die meisten Menschen sind froh darüber, zu starken Gefühlen fähig zu sein. Diese Gefühle bedeuten, dass Schock und Erstarrung nicht länger nötig sind und dass die bewusste Erfahrung des Traumas verkraftet werden kann.

Im Lauf der Zeit werden die Trauerattacken weniger regelmäßig auftauchen und weniger intensiv sein. Die meisten Hinterbliebenen können sich eingestehen, dass der Familienangehörige es so gewollt hätte.

Der geliebte Mensch würde sicher gerne von Zeit zu Zeit zärtlich erinnert und sogar vermisst werden. Allerdings nimmt die Wahrscheinlichkeit von weiteren Schicksalsschlägen zu, wenn Familie und Freundeskreis in chronischer Verzweiflung gefangen sind. Das würde niemandem nützen und würde nicht dem Wunsch des geliebten Menschen entsprechen.

> *An manchen Tagen geht es mir gut. Dann passiert irgendetwas, und ich bin genau wieder dort, wo ich war. Ich weine nicht mehr so viel wie am Anfang. Aber ich lache auch nicht mehr so viel wie vor dem Unfall. Ein Teil von mir wird nie zurückkommen. Aber ich will, dass es zurückkommt.*
>
> Sally Jeanes, deren achtzehnjähriger Sohn Jason ums Leben kam

Konzentration aufs Leben

Zum Eingeständnis und zur Besserung gehören auch die wiedererwachende Konzentration auf das Leben und die schwindende Konzentration auf den Tod. Anfangs haben Sie sich vielleicht gefühlt, als ob Sie nur gerade existierten. Wenn andere Menschen Ihnen den Rat gaben, Mut zu fassen und Ihr Leben weiterzuleben, schien dies deren mangelnde Bereitschaft anzuzeigen, Sie auf Ihrer Trauerreise zu begleiten. Diese Menschen fühlten sich unbehaglich und ihr eigenes Wohlergehen war ihnen wichtiger als Ihre Qual.

Mangelndes Einfühlungsvermögen und fehlendes Verständnis in der Familie und im Freundeskreis können eine herbe Enttäuschung für Sie sein. Es kann Sie frustrieren und wütend machen. Sie werden jedenfalls für sich selbst entscheiden müssen, wann es an der Zeit ist, dem Leben wieder mehr Aufmerksamkeit zu widmen. Sie können Ihre Trauer entweder dazu benutzen, sich selber zerstören zu lassen, oder Sie können sie dazu benutzen, Ihr Leben neu aufzubauen – höchstwahrscheinlich mit mehr Mitgefühl und Verständnis als zuvor.

Da Sie ein Trauma erfahren haben, werden Sie das Leben besser beurteilen können als andere Menschen. Manche Hinterbliebene scheinen am Ende einen inneren Frieden und eine Weisheit gefunden zu haben, die vielen Menschen fehlen.

> *Ich fühle mich fast unbesiegbar. Ich habe das Schlimmstmögliche überlebt. Dagegen verblassen alle anderen Probleme. Wenn ich das überleben konnte, kann ich alles überleben.*
>
> Ralph Shelton, dessen Sohn von einem Heckenschützen getötet wurde

Gerechtigkeit als Berufung

In manchen Fällen veranlasst die traumatische Erfahrung die Betroffenen selber aktiv zu werden, um wenigstens etwas von dem Schaden auszugleichen, den ein plötzlicher und gewaltsamer Tod anrichtet. Die meisten Hinterbliebenen möchten verhindern, dass anderen Menschen etwas Ähnliches widerfährt.

In den USA sind viele tausend Männer, Frauen und Jugendliche nach dem gewaltsamen Tod eines geliebten Menschen bei »Mothers Against Drunk Driving« Mitglied geworden, weil sie den verletzten Opfern und den Hinterbliebenen helfen wollten, emotional mit den Folgen des Traumas fertigzuwerden. Außerdem wollen sie ihnen durch das Labyrinth des Strafrechts helfen und Verkehrsunfälle verhindern, die durch Trunkenheit am Steuer entstehen.

Nach dem gewaltsamen Tod ihrer Tochter Lisa gründeten Charlotte und Bob Hullinger in Amerika »Parents of Murdered Children« (»Eltern von ermordeten Kindern«), um andere Familien zu unterstützen, die eine solche Tragödie durchleiden müssen.

Es gibt über sechshundert Selbsthilfegruppen der »Compassionate Friends« (»Mitfühlende Freunde«) in ganz Amerika, in denen verwaiste Eltern einander trösten. Im deutschsprachigen Raum finden sich die Eltern in den Vereinigungen »Verwaiste Eltern« zusammen (siehe Anhang). Der Rabbiner Harold Kushner schrieb nach dem Tod seines Sohnes das Buch »Wenn guten Menschen Böses widerfährt« und ein weiteres hilfreiches Buch.

Nicht alle Hinterbliebenen werden solche umfangreichen und aufopferungsvollen Anstrengungen unternehmen, den Kontakt zu anderen Betroffenen herzustellen. Aber die meisten sind dazu bereit, sogar wirklich interessiert daran, mit anderen Menschen zusammenzukommen, die den gewaltsamen Tod eines Familienangehörigen überlebt haben. Damit machen sie eines der wertvollsten Geschenke, die unter Menschen möglich sind.

Hilfen für Betroffene

- Machen Sie sich die Auswirkungen des Schocks und der Ungerechtigkeit bewusst, einen Angehörigen durch einen plötzlichen, gewaltsamen und sinnlosen Tod zu verlieren: das Trauern kann länger andauern und unterschiedlichere und tiefere Gefühle auslösen als bei einem voraussehbaren, nicht-gewaltsamen Tod. Wenn Sie gut damit klarkommen, umso besser! Aber wenn es Ihnen sehr schlecht geht, seien Sie geduldig mit sich selbst. Viele Menschen kämpfen über Monate und Jahre damit, bis das Trauma sich abschwächt.

- Gehen Sie regelmäßig zu Ihrem Hausarzt, damit Sie sicher sein können, dass Sie keine stressbedingten Beschwerden entwickeln.

- Versuchen Sie, wichtige Entscheidungen um mindestens ein Jahr zu verschieben. Umzug, Wiederheirat, Schwangerschaft, Arbeitsplatzwechsel werden – wie positiv sie auch scheinen mögen – doch zusätzlichen Stress hervorrufen. Erleben Sie Ihre Gefühle – ob es Traurigkeit, Zorn, Rache oder Ähnliches ist. Finden

Sie einen Weg, sie auszudrücken, vielleicht durch Aufschreiben, vielleicht durch den Austausch mit einem verständnisvollen Menschen, vielleicht durch körperliche Aktivität. Versuchen Sie aber, rational zu denken und verantwortlich zu handeln.

- Betrachten Sie all Ihre Schuldgefühle realistisch. Versuchen Sie, sich selbst zu vergeben, wenn Sie teilweise die Schuld an dem Geschehen tragen. (Wenn Gott das kann, können Sie es auch, oder?) Tragen Sie keinen unnötigen Schuldkomplex mit sich herum.

- Bemühen Sie sich um Verständnis für die anderen Familienmitglieder, die vielleicht anders trauern. Es passiert höchst selten, dass zwei beliebige Personen in einer Familie mit dem Trauma auf die gleiche Art und Weise umgehen. Bedenken Sie, dass es keine Regeln dafür gibt, wie man trauert. Versuchen Sie, über Ihre Gefühle zu reden, und ermutigen Sie die anderen dazu. Bemühen Sie sich darum, das aufzunehmen, was man Ihnen erzählt, auch wenn Sie es ganz anders erlebt haben.

- Bleiben Sie geduldig, wenn jemand etwas Unpassendes zu Ihnen sagt. In den wenigsten Fällen sollen Sie solche Bemerkungen verletzen. Die meisten Menschen wollen Ihnen zwar unbedingt helfen, aber sie wissen vielleicht nicht, was sie sagen oder tun sollen. Versuchen Sie, wenigstens für den gut gemeinten Versuch dankbar zu sein.

- Denken Sie daran, dass niemand den geliebten Menschen ersetzen kann. Es ist unrealistisch zu glauben, dass eine andere Person oder irgendwelche Aktivitäten die Leere in Ihrem Herzen ausfüllen könnten. Von jemandem zu erwarten, dass er Ihre Erfüllung sein sollte, bürdet ihm oder ihr eine schreckliche Last auf.

- Suchen Sie die Unterstützung und das Verständnis von Menschen, die ein ähnliches Trauma erlitten haben. Sie und Ihre Familie können davon profitieren. Rufen Sie Ihre örtliche psychosoziale Beratungsstelle oder einen Geistlichen an, um Adressen von Selbsthilfegruppen und professionellen Therapeuten zu bekommen, die die Trauer verstehen, die aus Ihrem Verlust und Trauma entsteht. Sie müssen damit nicht völlig allein zurechtkommen.

- Machen Sie sich klar, dass Sie sich von dem Trauma erholen werden, ohne dass dies bedeutet, dass Sie Ihren Angehörigen nicht genug geliebt haben. Und es bedeutet auch nicht, dass Sie ihn oder sie vergessen werden. Es liegt ganz bei Ihnen, wann und wie Sie anfangen, sich besser zu fühlen, und wie der beschwerliche Weg zur Heilung sein wird.

Kapitel III

Der Tod eines Kindes

Mutter und Vater als Eltern

Wenn Sie Kinder haben, haben Sie sich wahrscheinlich oft und gerne ausgemalt, wie Sie Ihre Kinder beschützen, sie aufziehen, bis sie flügge geworden sind, und sie dann »ziehen lassen«.

Bei erfolgreich verlaufender Kindererziehung erwarten Sie von Ihren erwachsenen Kindern, dass sie Sie weiterhin lieben. Sie gehen nicht davon aus, dass sie von Ihnen abhängig bleiben, sondern vermutlich werden Sie im Alter auf die Fürsorge Ihrer Kinder angewiesen sein. Und Sie erwarten, dass Sie irgendwann sterben, während Ihre Kinder Sie überleben werden. Wenn ein Kind stirbt, werden all diese Erwartungen zerstört.

Kindererziehung ist anders als die Sorge für einen Partner, die Eltern oder Freunde. Ein kleines Kind ist völlig abhängig von Ihnen. Es ist eine faszinierende Seite der menschlichen Natur, dass die Pflege eines Säuglings, Krabbelkindes oder Vorschulkindes für die Eltern fast so befriedigend ist wie für das Kind. Das trifft jedoch nur zu, wenn die Eltern seelisch gesund sind. Emotional gestörte Eltern missbrauchen oder vernachlässigen manchmal ihre Kinder.

Gesunde Eltern haben eine so enge Bindung zu ihrem Kind, dass das Pflegen und Sorgen nicht nur das Kind, sondern auch sie selbst glücklich macht. Die Leere, die entsteht, wenn Sie kein Kind mehr aufzuziehen haben, kann so schmerzlich sein, dass manche Menschen sie als konstanten Schmerz empfinden.

> *Es scheint, als ob diese Lücke die ganze Zeit in mir ist. Manchmal ist sie so real, dass ich sie beinahe anfassen kann. Ich kann sie beinahe sehen. Manchmal wird sie so groß, dass ich nichts anderes sehen kann.*
> MARY SENNEWALD

Wenn die Kinder älter werden, nabeln sie sich langsam ab, und die Eltern müssen ihnen Grenzen setzen. Das gehört zur kindlichen Entwicklung. Je älter das Kind wird, desto größer kann das Bedürfnis der Eltern werden, ihr Kind zu schützen.

Alle Kinder machen Fehler. Für die Eltern ist es schwer zu entscheiden, wann sie eingreifen sollen, um das Kind zu schützen, und wann sie nicht eingreifen sollen, damit das Kind aus seinen Fehlern lernen kann.

Eltern haben jedoch das starke Bedürfnis, ihr Kind vor ernsthaften Verletzungen zu schützen, egal, wie alt es ist. Viele Eltern sagen, dass sie lieber selbst sterben würden, als dass ihr Kind verletzt oder getötet würde.

Für verwaiste Eltern ist es ein schwieriger Aspekt ihres Trauerns, dass sie ihr Kind nicht haben schützen können. Sie sind vielleicht auf sich selbst besonders wütend, weil sie die Tragödie nicht verhindert haben. Sie fühlen sich schuldig am Tod ihres Kindes, auch wenn sie wissen, dass sie keine Schuld trifft.

Den ganzen Tag lausche ich auf seinen Schritt,
sein Pfeifen, seine süße, unsichere Melodie.
Ich lausche, bis die Stille meine Kehle einschnürt.

Lieber Gott, du weißt,
dass ich mein Leben dafür gäbe,
seine Stimme wieder zu hören.

Noch einmal zu spüren die Berührung
seiner jungen, erwartungsvollen Hand.
Dazustehen und ihn spielen zu sehen,
Und den Stolz zu fühlen,
der in mir wie eine Flamme auflodert.

Ich würde mein Leben dafür geben, sage ich –
und doch würde ich es nicht tun.
Ich muss hier bleiben und meine Pflicht erfüllen,
bis ich mir das Recht verdient habe,
von hier zu verschwinden.
ELSIE ROBINSON

Das Trauern um ein älteres Kind ist anders als das Trauern um ein jüngeres Kind. Die Eltern mögen sie gleichermaßen lieben, aber die gemeinsame Lebenserfahrung ist eine andere. Sobald Kinder älter werden, riskieren sie mehr, erkunden unbekanntes Terrain und versuchen, ihre Probleme selbst zu lösen. All das ist ein ganz normaler Teil der jugendlichen Entwicklung. Die folgenden Sätze kommen den Eltern von Jugendlichen gewiss bekannt vor:

- »Ich will ich selbst sein!«
- »Du musst mich erwachsen werden lassen!«
- »Lass mich in Ruhe. Warst du denn niemals jung?«

Vielleicht erinnern Sie sich daran, wie ihr Kind aus dem Zimmer stampfte oder die Türen zuknallte. Meistens sind Eltern immun gegen solche Sätze und Verhaltensweisen. Das ist auch völlig normal. Wenn das Machtgerangel in der Erziehung eines Jugendlichen auch nicht immer Spaß macht, so ist es doch ein Zeichen dafür, dass der Jugendliche auf der Suche nach seinen eigenen Werten ist. Das ist gut so.

Beim Tod eines älteren Kindes kann es für die Eltern sehr schwer sein, sich klar zu machen, dass es richtig war, das Kind Risiken eingehen zu lassen. Es hat keinen Sinn, sich die Schuld zuzuweisen, wenn Sie entschieden hatten, Ihrem Kind eine gewisse Freiheit zu lassen, und diese den Tod des Kindes zur Folge hatte. Sie haben Ihre Entscheidung sicherlich nach bestem Wissen und Gewissen getroffen.

So viele Erinnerungen bringen dich zu mir –
Dein Beharren darauf, du selbst zu sein –
»Eigensinnig« sagten wir.
Aber nein, du hattest »Recht«
Du hast seit deinem zweiten Lebensjahr
gewusst, was du willst.

Freunde, Probleme, Uni-Leben, eine Romanze
aus der Ferne,
weltbewegende Probleme, Zukunftsträume
»Mama, erwarte erstmal keine Enkelkinder,
auch keine Heirat
....vielleicht nie.«

Es sieht so aus, als wolltest du mich
vorbereiten.

Danke, Valerie, dass du unsere Tochter warst.
Deine Mutter und dein Vater lieben dich sehr.
Wir haben dir das nicht sehr oft gesagt.
Deshalb müssen es dir jetzt unsere Tränen erzählen.

KATHERINE D. GUAYANTE,
IN ERINNERUNG AN VALERIE

Beim Tod eines Kindes hat ein Teil der Trauer auch damit zu tun, dass all Ihre Investitionen zunichte gemacht wurden. Sie haben viele Gefühle in ihr Kind investiert. Auch wenn es schwierige Tage mit Ihrem Kind gab, so haben Sie doch Pläne für seine Zukunft geschmiedet. Als Ihr Kind älter wurde, sind Sie auf seine Talente und Interessen aufmerksam geworden. Vielleicht hat Ihr Kind mit Ihnen darüber gesprochen, was es später einmal werden oder machen will.

Eventuell haben Sie diese Träume finanziell unterstützt. Sie haben Versicherungen abgeschlossen, damit Ihr Kind nach Ihrem Tod genug Geld zur Verfügung hat. Sie haben für Zahnspangen und Musikstunden bezahlt. Sie haben Ihr Kind dazu ermutigt, sich sportlich zu betätigen. Sie haben Taschenrechner oder Computer gekauft, um Ihrem Kind dabei zu helfen, etwas zu erreichen. Möglicherweise haben Sie sich Geld geliehen oder Geld beiseite gelegt, um Ihrem Kind eine gute Ausbildung zu ermöglichen.

Sehr gerne würden Eltern dies alles noch einmal bezahlen, und noch tausendmal mehr, wenn sie ihr Kind zurückbekommen könnten. Aber das ist unmöglich. Vielleicht hilft es trotzdem, das investierte Geld als ein Symbol für die investierten Gefühle zu betrachten. Es kann Ihnen helfen zu verstehen, warum uns der Tod eines Kindes so ausgesprochen unfair vorkommt.

Durch den Tod eines Kindes verliert man nicht nur einen Menschen, den man versorgen und beschützen wollte, sondern man verliert auch Hoffnungen und Zukunftsträume.

> *Niemals können Worte den Schmerz beschreiben, den es bedeutet, ein Kind zu verlieren. In jener Nacht im April 1984 starb auch ein großer Teil meines Selbsts zusammen mit meiner einzigen Tochter. All ihre Hoffnungen und Träume sind vorbei. Sie wird nie die Schule abschließen, nie zur Uni gehen, nie die ganz besondere Liebe von Ehemann und Kindern erleben. All das, wovon sie so oft gesprochen hat, ist vorbei, und damit auch ein großer Teil meiner Zukunft. Diese Lücke wird mich den Rest meines Lebens begleiten.*
>
> GINGER BABB ÜBER IHRE TOCHTER JULIE, DIE SIEBZEHNJÄHRIG UMS LEBEN KAM

Mutter und Vater als Ehepartner

Der Tod eines Kindes kann einen ungeheuren Einfluss auf die Ehe der Eltern haben. Manche Ehepaare bringt die Tragödie näher zusammen, vor allem dann, wenn sie offen miteinander reden und sich gegenseitig unterstützen, wenn es mal dem einen, mal dem anderen schlecht geht. Trotzdem ist es nicht ungewöhnlich, wenn eine Ehe als Folge einer solch großen Tragödie scheitert.

Wenn Ihre eigene Trauer Sie überwältigt, ist es sehr schwer, den Partner zu unterstützen und für ihn zu sorgen. Die meisten Menschen fallen nach einem Trauma in ein kindliches Stadium zurück. Sie fühlen sich verletzlich und brauchen jemanden, der »auf sie aufpasst«. Ein Gefühl der Entfremdung entsteht, wenn sich beide Ehepartner in demselben Zustand befinden und keiner der beiden die Kraft hat, für den anderen zu sorgen.

Heute Morgen, auf dem Kopfkissen
meines Mannes,
Eine Träne.
Letzte Nacht habe ich kein Schluchzen gehört.
Ich habe kein rhythmisches Beben gespürt.
Trotzdem ist sie da,
Glitzernd, ein stummer Beweis des Schmerzes.

Rasch versuchte ich, sie auszulöschen,
Als ob ein schnelles Wegwischen
Die Welt wieder in Ordnung bringen könnte.
Aber etwas lässt meine Hand innehalten,
Lässt mich innehalten und mich fragen:
Bin ich der Grund für das Weinen?

In meinem Leben gibt es viel Leid,
Entsetzliche Sehnsucht und eine große Leere,
Die auch mein Mann nicht ausfüllen kann.
Das Leid bringt schlaflose Nächte mit der Angst
Vor weiteren Telefonanrufen und Notarztwagen;
Mehr Sehnsucht und Leere.
Mein Mann teilt diesen Verlust,
Aber Männer weinen nicht.

Sie nicken feierlich und kümmern sich um den Kleinkram,
Treffen Vereinbarungen und geben Unterstützung.
Trotzdem ist sie da auf seinem Kissen:
Eine Träne.

Habe ich der Trauer nachgegeben
Und den vergessen, der sie teilt?
Habe ich seinen Tränen keinen Raum gelassen
In der Flut meiner Tränen?
Bin ich der Grund dafür, dass er weint
Nur in der Stille der Nacht?

Ich schließe meine Hand,
Damit die Träne dort trocknen kann.
Ich werde seinen Schmerz nicht länger auslöschen,
Um mich nur mit meinem Schmerz beschäftigen.
Denn wir müssen miteinander teilen,
Damit wir leben können – miteinander.
MARCIA ALIG

Sie haben wahrscheinlich ein starkes Bedürfnis, die Schuldfragen zu klären, weil Ihr Bedürfnis, zu sorgen und zu beschützen, gewaltsam unterbrochen wurde. Wie bereits erwähnt, klagen viele Eltern sich selbst an und fühlen sich schuldig. Es ist auch sehr verlockend, dem Partner die Schuld zuzuschieben.

Hat ein Kind eine tödliche Krankheit, so ist gewöhnlich keiner daran schuld. Die Eltern können zwar sehr wütend darüber sein, dass die Wissenschaft kein Heilmittel dagegen gefunden hat oder dass die Behandlung nicht erfolgreich war. Aber wenn sie ihr Kind beim Sterben begleiten können, wissen sie, dass sie alles getan haben, was in ihrer Macht stand.

Wird ein Kind getötet, ist immer irgendjemand daran schuld. Bleibt die genaue Todesursache unklar, beschäftigen sich die Eltern womöglich mit einer verzweifelten Suche nach den Hintergründen. Gewöhnlich findet sich ein Weg, sich gegenseitig die Schuld wenigstens teilweise zuzuschieben.

Die gegenseitige Schuldzuweisung verstärkt die Wirkung des Traumas und kann die Hauptursache für das Zerbrechen der Ehe nach dem Tod des Kindes sein. Weiterhin kann sie innerhalb von drei bis fünf Jahren nach dem Tod des Kindes zum frühzeitigen Tod der Eltern führen.

Die Tatsache, dass zwei Menschen nur in den seltensten Fällen auf die gleiche Art und Weise trauern, ist ein weiterer Stressfaktor zwischen zwei Partnern. Als Vater entscheiden Sie sich vielleicht für ein stilles Trauern. Sie sind wütend und ärgern sich über den Verlust an Kontrolle, den Sie beim Gedanken an den Tod Ihres Kindes empfinden.

Als Mutter gehen Sie vielleicht offener mit Ihrer Trauer um. Sie wollen darüber reden, sich bei jemandem ausweinen, der Sie versteht. Sie sind vielleicht gedrückter und fragen sich, woher Ihr Ehemann die Energie nimmt, so wütend zu sein. An anderen Tagen kann es genau umgekehrt sein.

Möglicherweise weint einer von Ihnen beiden, wenn der Name des Kindes fällt oder wenn er an das Kind denkt, während der andere vielleicht so gut »funktioniert«, dass er wieder arbeiten kann. Der eine liest

Bücher, um besser zu verstehen, was momentan passiert, während der andere sich weigert, sich damit auseinander zu setzen. Der eine möchte zu einer Selbsthilfegruppe gehen, während den anderen schon die bloße Erwähnung dieses Themas abstößt. Es ist sehr schwer, die Trauer des anderen zu verstehen und zu akzeptieren, wenn sie sich so sehr von der eigenen Trauer unterscheidet.

> *Ich hatte ganz andere Gefühle als mein Ehemann. Ich hatte Mitleid mit dem anderen Fahrer, weil ich glaubte, dass sein schlechtes Gewissen ihn bestrafen würde. Mein Mann wollte ihn dafür büßen lassen. Eine Zeit lang gab es dann große Schuldgefühle – wenn Mike einen größeren, schnelleren Wagen gehabt hätte, und wenn er tagsüber arbeiten würde – so viele »wenn's«. Mein Mann schien damit größere Probleme zu haben als ich. Ich wünsche mir nur, ich hätte öfter gesagt: »Ich hab dich lieb.«*
> RITA CHIAVACCI

Eine ganz praktische Seite dieser Meinungsverschiedenheiten zeigt sich, wenn man entscheiden soll, was mit den Sachen des Kindes anzufangen ist. Der eine will vielleicht unbedingt das Kinderzimmer ausräumen und Kleidung und Erinnerungsstücke wegwerfen, während der andere vielleicht denkt, dass Sie damit die Existenz des Kindes verleugnen. Es ist unter Umständen nicht ganz einfach, hier den goldenen Mittelweg zu finden.

Viele Ehepaare stellen bestürzt fest, dass in der Trauerzeit plötzlich Eifersucht und Neid auftauchen.

Wenn Sie niedergeschlagen und apathisch zu Hause bleiben, sind Sie vielleicht neidisch auf Ihren Partner, der zur Arbeit geht, weil Sie sich vorstellen, dass die vielen Ablenkungen des Berufslebens ihn oder sie glücklich machen. Wenn Sie derjenige sind, der arbeitet, beneiden Sie vielleicht den Partner zu Hause, der die Trauer durchleiden kann und nicht stark bleiben muss, um die Arbeit zu erledigen.

Der Vater beneidet die Mutter, die behauptet, eine Nähe zu dem Kind zu empfinden, die ein Vater nicht fühlen kann, da sie es neun Monate unter ihrem Herzen getragen hat und es zur Welt gebracht hat.

Ehepartner haben mitunter unrealistische Erwartungen aneinander, wenn es um die Arbeitsbelastung und die Haushaltsführung geht. Ein schlampiger Haushalt und der ungemähte Rasen können denjenigen Ehepartner in Rage bringen, für den es wichtig ist, dass der andere die Situation im Griff hat. Viele Ehepaare erzählen, dass es Monate dauerte, bis sie wieder genug Energie hatten, mehr als nur das Allernötigste zu erledigen.

Während der Trauerzeit kann auch das Thema Sexualität zu Streitereien führen. Ihr Partner hat vielleicht ein gesteigertes Bedürfnis nach Sex als Seelentrost, Flucht oder als Befreiung, Sie dagegen werden allein schon vom Gedanken an Sex abgestoßen. Diese Abwehrhaltung gegenüber Sex kann sich aus der Furcht ableiten, weitere Kinder zu haben und zu verlieren. Es können aber auch Schuldgefühle dahinter stecken, weil Sie trotz der Tragödie Vergnügen empfinden. Oder es handelt sich um ein klassisches Symptom einer Depression.

Um sexuelle Nähe zu erfahren, muss man seinen Gefühlen freien Lauf lassen. Dann öffnen sich aber auch die Schleusen für Schmerz und Trauer. Möglicherweise vermeiden Sie körperliche Zärtlichkeiten und den sexuellen Höhepunkt, weil Sie dadurch mit tief sitzenden Gefühlen in Berührung kommen, und weil sie Angst haben, durch das Lockern der seelischen Anspannung einen unkontrollierbaren Schmerz freizusetzen. Zusätzliche Schwierigkeiten können sich ergeben, wenn Ihr Partner in seinem Verhalten oder seinem Aussehen dem toten Kind ähnelt. Es kann überwältigend sein, so intensiv an den Tod des Kindes erinnert zu werden, wenn man sich gerade körperlich näher kommt.

Jedes einzelne dieser Probleme kann der Grund dafür sein, dass Sie oder Ihr Partner sexuellem Kontakt ausweichen. Wird darüber nicht gesprochen, kann dies als zusätzliche Zurückweisung empfunden werden. Ihr Partner kann Sie beispielsweise für abweisend oder unsensibel halten oder für völlig von Ihrer Trauer in Anspruch genommen. Tatsächlich ist es aber so, dass Sie sich gegenseitig verletzen und nur versuchen, Ihren eigenen Schmerz zu vermindern.

Unglücklicherweise ist Ihr Partner die erstbeste Zielscheibe für Ihre Wut und Enttäuschung, denn Sie verbringen viel Zeit miteinander. Zudem funktionieren Ihre Abwehrmechanismen daheim wesentlich schwächer als anderswo. Machen Sie sich klar, dass solche Probleme fast immer auftauchen. Sie können sich sehr glücklich schätzen, wenn sie ausbleiben.

Wenn diese Probleme sich aber doch stellen, versuchen Sie, sie als normale Folgeerscheinungen eines plötzlichen und gewaltsamen Kindstods zu verstehen. Auch wenn Sie sich nicht normal fühlen, so sind Sie doch völlig normal, und zwar in dem Sinn, dass

Schmerz und Kampf nach einer größeren Operation normal sind. Ein sehr wichtiger Teil Ihres Lebens wurde herausgeschnitten. Der Heilungsprozess erfordert Zeit, Geduld und harte Arbeit.

Es ist ein oft wiederholtes Gerücht, dass 80 bis 90 % aller Ehen nach dem Tod eines Kindes zerbrechen. Bei den entsprechenden Untersuchungen wurde jedoch vergessen, die normalen Scheidungsraten mit zu berücksichtigen. Zudem basieren sie auf Daten über Paare, die bereits eine Eheberatungsstelle aufgesucht hatten. Wie wir heute wissen, resultieren Ehescheidungen nach dem Tod eines Kindes meistens aus Problemen, die schon vor dem Todesfall existierten. Nach dem Tod des Kindes schien es vielleicht unmöglich geworden zu sein, eine Lösung für diese Probleme zu finden. Auch die positiven Aspekte eines Traumas, nämlich eine Neugewichtung der eigenen Prioritäten, ein Gefühl der Stärke, ein neuentdecktes Selbstbewusstsein können die Gründe für eine Scheidung sein. Die meisten Ehen überdauern allerdings den Tod eines Kindes.

Wie lange wird es dauern?

Sie sind nicht mehr die Person, die Sie vor dem Tod Ihres Kindes waren. Sie bürden sich eine unrealistische Last auf, wenn Sie erwarten, jemals wieder ganz dieselbe Person zu sein.

Unmöglich ist es auch, der Trauerarbeit einen festen zeitlichen Rahmen setzen zu wollen. Zu viele Faktoren spielen eine Rolle, so dass Sie Ihren eigenen Zeitplan entwickeln müssen.

Manchen Menschen geht es langsam besser, wenn sie alle Fakten erfahren und so verstehen können, was passiert ist. Andere fühlen sich etwas besser, wenn die Gerichtsverhandlung vorbei ist.

Viele Leute behaupten, dass das zweite Jahr schwieriger sei als das erste. Die meisten fühlen sich im dritten oder vierten Jahr deutlich besser, obwohl manche das dritte Jahr für schwerer halten als das zweite. Wissenschaftliche Untersuchungen zeigen, dass die meisten Hinterbliebenen sich im vierten Jahr deutlich besser fühlen.

Der Schmerz wird mit der Zeit geringer werden, auch wenn es immer gute und schlechte Tage geben wird. Eines Tages werden Sie überrascht feststellen, dass Sie traurig sein können, ohne von der Trauer verschlungen zu werden. Sie werden glücklich sein können, auch wenn es nur für eine kurze Zeit ist. Es ist ein Segen, Freunde und Familienangehörige zu haben, die Sie lieben und anerkennen, denn sie spielen womöglich die wichtigste Rolle bei Ihrem Heilungsprozess.

Vielleicht möchten Sie ein Notiz- oder ein Tagebuch führen. Das ist eine gute Möglichkeit, Ihre Fortschritte zu beobachten. Sie stellen womöglich erstaunt fest, dass die derzeitigen Eintragungen gegenüber denen von vor drei Monaten eine merkliche Verbesserung aufweisen. Es ist schwer vorauszusagen, wann die Heilung beginnt, aber im Rückblick lässt es sich leichter erkennen.

Hilfen für Betroffene

- Denken Sie immer daran, dass Ihre Familie keine »schlechte Familie« oder Ihre Ehe keine »schlechte Ehe« ist, bloß weil Sie große Probleme haben. Keine Schwierigkeiten zu haben wäre eher ungewöhnlich, denn die Gesundung nach dem Tod eines Kindes ist eine der schwierigsten Aufgaben, die eine Familie zu bewältigen haben kann.

- Versuchen Sie zu verstehen, dass Menschen in den seltensten Fällen auf die gleiche Art und Weise trauern. Achten Sie auf Ihre eigenen Bedürfnisse und tun Sie, was Ihnen richtig erscheint. Versuchen Sie aber gleichermaßen, die Bedürfnisse der anderen Familienmitglieder zu verstehen.

- Versuchen Sie, mit Ihrem Partner und Ihren übrigen Kindern über Ihre Gefühle zu sprechen. Der Versuch, seine Gefühle vor der Familie zu verstecken, ist wie das Abdecken eines Krebsgeschwürs mit einem Heftpflaster: der Schmerz dringt immer durch. Der ganzen Familie wird es besser gehen, wenn alle offen mit dem Schmerz umgehen. Es wird Ihnen gut tun, zusammen zu weinen.

- Suchen Sie sich eine Selbsthilfegruppe, wenn Ihre Familie Ihnen beim Trauern nicht helfen kann oder will. Infrage kommen Organisationen, die gegründet wurden, um Eltern zu helfen, die ein Kind verloren haben, wie zum Beispiel der gemeinnützige Verein »Verwaiste Eltern« (siehe Anhang).

- Suchen Sie sich einen Therapeuten oder einen Geistlichen mit entsprechender Erfahrung im Umgang mit traumatisierten Trauernden.

- Sammeln Sie so viele Informationen wie möglich, um zu erfahren, wie Ihr Kind ums Leben kam. Dies ist aus zwei Gründen wichtig: Ihre Gedanken werden ruhiger, wenn Sie das Geschehen »begreifen« können, und Schuld und Verantwortung lassen sich angemessen zuweisen.

- Tauchen in Ihrer Familie Meinungsverschiedenheiten und Missverständnisse auf, versuchen Sie nicht, Ihre Wut durch Schreien, Kreischen oder verbale Angriffe abzulassen. Bekennen Sie sich zu Ihrer Wut, aber richten Sie sie nicht gegen andere Familienmitglieder. Wann immer Sie auch nur den leisesten Anflug von Zuneigung fühlen, zeigen Sie es. Ihre Familie wird Ihnen dafür dankbar sein.

- Reden Sie darüber, wenn Sie und Ihr Partner unterschiedliche sexuelle Bedürfnisse haben, und versuchen Sie, einen vernünftigen Kompromiss zu finden. Umarmungen und zärtliches Im-Arm-Halten können die Rettung sein, auch wenn weiter gehende sexuelle Handlungen nicht möglich scheinen.

- Überlegen Sie sich, ein Tagebuch zu führen. Es kann Ihnen dabei helfen, Ihre Gefühle loszulassen und den Stand Ihrer Heilung zu beurteilen.

- Denken Sie immer daran, dass Sie Ihr Kind weder vergessen noch verraten, wenn Sie zulassen, dass es

Ihnen wieder etwas besser geht. Das bedeutet, dass Sie weiterhin trauern, aber die Trauer Sie weniger überwältigen wird. Das bedeutet, dass das Weiterleben für Sie zählt. Sie tragen die Verantwortung dafür, sich um Ihre Erholung zu bemühen, um Ihrer selbst willen und für diejenigen, die Sie brauchen und lieben.

- Seien Sie geduldig. Machen Sie sich klar, dass das klassische Trauerjahr nicht ausreicht. Nur Zeit und harte Arbeit zusammen werden zu einem Nachlassen des Schmerzes führen, und Sie werden ihn niemals ganz loswerden. Es liegt ganz bei Ihnen, wie hart Sie daran arbeiten und wie lange es dauert.

(Nachdruck mit freundlicher Genehmigung des St. Louis' Informations- und Beratungsprogramms für plötzlichen Kindstod)

KAPITEL IV

Der Tod von Bruder oder Schwester

Besonderes Bündnis.
Kostbare Beziehung.
Tiefer Verlust.
Schwester. Bruder.
Schmerzhafte Leere.
Versteh' bitte.
JEAN LEWIS

Der Tod von Bruder oder Schwester stellt für Kinder und auch für erwachsene Geschwister eine Krisensituation dar. Trotzdem wird ihre Trauer oft nicht beachtet, weil sich die ganze Aufmerksamkeit auf die Eltern des Kindes richtet oder – bei einem Erwachsenen – auf dessen Ehepartner und Kinder. Gerade im Kindesalter sind Geschwister nach einem Trauma anfällig für seelische Probleme. Sie scheinen allerdings interessanterweise damit besser fertigzuwerden als Erwachsene.

Vieles, was man über das Trauern von Erwachsenen weiß, trifft auch auf Kinder zu:

- Ein plötzlicher gewaltsamer Tod erfordert andere Formen der Verarbeitung als ein voraussehbarer, nicht-gewaltsamer Tod.
- Hat ein Kind bereits vor dem Tod des Geschwisters seelische Schwierigkeiten gehabt oder gibt es in der

Familie bereits Eheprobleme, so kann das Kind wesentlich anfälliger für Langzeitfolgen des Traumas sein.

- Fällt der Tod von Bruder oder Schwester in eine Phase, in der die Beziehung der Geschwister untereinander problematisch war, zum Beispiel wegen geschwisterlichen Rivalitäten, kann der Umgang mit dem Tod schwieriger sein als sonst.
- Wahrscheinlich wird das Kind alles gut verarbeiten, wenn die Eltern oder die wichtigste Betreuungsperson es in dieser Phase emotional unterstützen.

Als verwaister Elternteil werden Sie vielleicht von zu vielen Menschen gleichzeitig gebraucht. Sie müssen den Partner, Verwandte und Freunde trösten, die alle nicht verkraften können, was Ihrer Familie zugestoßen ist. An einem bestimmten Punkt können diese Bedürfnisse Sie derart überwältigen, dass Sie sich zurückziehen müssen, um zu überleben.

Der Anblick Ihrer übrigen Kinder, die stark traumatisiert sind, kann Sie dazu verleiten, sie per Flugzeug, Zug oder Bus zu Verwandten oder Freunden zu schicken. Sie möchten ihnen helfen, dem Schmerz zu entkommen – und Sie fühlen sich schuldig, weil Sie sie nicht trösten können. Selbst »auszuhalten« ist vielleicht Ihr Hauptanliegen oder die einzige Aufgabe, die Sie bewältigen können.

Für Familien ist es das Beste, zusammen zu trauern. Ein kleines Kind sollte zwar besser nicht den völligen Zusammenbruch eines Elternteils miterleben, aber man sollte die Tränen teilen, die aus Trauer über das Geschehene fließen.

Es ist unmöglich, durchs Leben zu gehen, ohne Verletzungen davonzutragen. Es wäre wunderbar, wenn wir unseren Kindern ein Leben ohne Schmerz versprechen könnten, aber das geht nicht. Durch das gemeinsame Trauern wird Ihr Kind lernen, dass hässliche und ungerechte Dinge geschehen und dass man sie überleben kann. Kleine Kinder betrachten ihre Eltern nicht bloß als Vorbilder, sondern halten sie wenigstens bis zur Pubertät für allmächtig und allwissend. Sie werden Ihnen mehr als zuvor vertrauen, wenn Sie ehrlich zu Ihren Gefühlen stehen und ihnen keine Halbwahrheiten über den Tod des Geschwisters erzählen. Ein Kind, das oft Fernsehen schaut, hat vielleicht verzerrte Vorstellungen vom Tod. Darum kann Ihr Kind aus ehrlichen, offenen Gesprächen sehr viel lernen.

Kinder reagieren genau wie Erwachsene in unterschiedlicher Weise auf den Tod. Dabei spielt vieles eine Rolle: das Alter, kulturell geprägte Sitten und Bräuche, religiöse Ansichten und das Verhältnis zu dem Geschwister, das getötet wurde. Am allerwichtigsten ist aber, wie Sie, also die Eltern, sich nach dem Todesfall den Kindern gegenüber verhalten.

Kinder sind keine Miniaturausgaben von Erwachsenen. Sie haben ihre ganz eigene Art, Dinge zu verstehen, die sehr stark vom Alter abhängig ist.

Kleine Kinder unterscheiden sich von Erwachsenen dadurch, dass sie starke Gefühle nur für eine kurze Zeit aushalten können. Sie als Erwachsener haben vielleicht das Gefühl, dass Ihre Trauer nie aufhört. In einigen Jahren werden Sie zurückblicken und feststellen, dass es Ihnen besser geht. Momentan scheint der Schmerz allerdings konstant zu bleiben.

Ein Kind trauert jedoch für eine Weile sehr tief und scheint dann wiederum zufrieden und sorglos zu sein. Es wird sich vielleicht schon morgen schlecht benehmen oder einen Tobsuchtsanfall bekommen und dann später am Abend spielen wollen.

Kinder trauern nach dem Tod von Bruder oder Schwester mit Unterbrechungen über Jahre hinweg. Jedes Mal, wenn sie ein neues Entwicklungsstadium erreichen, verstehen sie den Tod auf eine neue Weise und trauern wieder ganz von vorne entsprechend ihrem neuen Verständnis oder dem Niveau ihrer seelischen Entwicklung. Die kindlichen Entwicklungsstadien sind bei jedem Kind anders, entsprechend dem sozialen Umfeld. Deshalb ist das Alter eines Kindes kein eindeutiger Hinweis darauf, wie es trauern wird. Die im Folgenden genannten Altersgruppen sollten darum als sehr großzügige Richtlinien verstanden werden.

Säuglinge und Kleinkinder

Bis zum Alter von ungefähr drei Monaten ist ein Säugling mit seiner Mutter genauso glücklich und zufrieden wie mit anderen Betreuungspersonen, sofern die Mutter nicht stillt. Ein Baby erinnert sich kaum oder gar nicht an andere Familienmitglieder, wenn diese gerade nicht in seiner Sichtweite sind. Solange immer dieselbe Betreuungsperson das Baby füttert und sich um es kümmert, wird es auf einen Verlust in der Familie kaum reagieren.

Wenn das Baby größer wird, entwickelt es normalerweise eine gewisse Angst vor Fremden. Das ist ein Zeichen dafür, dass es nun eine Beziehung zu seiner Mutter oder der Hauptbetreuungsperson aufgebaut hat. Von diesem Alter an trauert ein Kind, wenn es einen Elternteil verliert. Es erkennt den Elternteil eindeutig und ist von ihm abhängig, weil er es füttert, anzieht und badet, mit ihm spricht und spielt. Das Trauern des Kindes über den Verlust eines Elternteils kann wie ein unspezifisches Unwohlsein aussehen: das Kind weint, hat keinen Appetit mehr, spricht nicht mehr (falls es zuvor bereits sprechen konnte) und flüchtet sich schließlich in eine stille Resignation. Trotzdem wird ein Baby wahrscheinlich nicht sehr um einen Bruder oder eine Schwester trauern, sofern diese nicht die wichtigsten Betreuungspersonen waren.

Ein Kleinkind wird auf die Gefühle seiner nächsten Umgebung reagieren. Darum ist es so wichtig, sich dem Kind ganz in Ruhe zu widmen. Für das Kind spielt es kaum eine Rolle, was seine Angehörigen zu ihm sagen, sondern was sie tun. Auf-den-Arm-Nehmen, Schmusen und Streicheln sind Möglichkeiten, dem Kind zu zeigen, dass für es gesorgt wird. Das ist wichtiger als alle Worte.

Vier- bis Sechsjährige

In diesem Alter ist ein Kind noch nicht fähig zu verstehen, was der Tod bedeutet und dass er endgültig ist. Wahrscheinlich hat das Kind schon mal einen toten Vogel im Garten entdeckt oder irgendein totes Tier gesehen, dass dann einfach aufgehoben und zum Abfall geworfen wurde. Deshalb kann ein kleines Kind recht gelassen auf den Tod eines Geschwisters reagieren. Vielleicht spricht es davon fast wie über den Tod eines Haustiers. Ihm mag durchaus bewusst sein, dass etwas Schlimmes passiert ist, aber es weiß nicht, dass es so verheerend ist. Für Eltern, die nicht verstehen, dass eine solche Reaktion für diese Altersstufe normal ist, kann sie völlig unverständlich sein.

Am besten erklärt man einem kleinen Kind den Tod von Bruder oder Schwester mit biologischen Ausdrücken, denn sein Denken ist sehr konkret. »Dein Bruder saß im Auto, und es gab einen Unfall. Der Zusammenstoß mit dem anderen Auto war so hart, dass sein Körper im Wagen zerquetscht worden ist. Die Verletzungen waren so schlimm, dass sein Herz aufhörte zu arbeiten, und niemand konnte es wieder zum Schlagen bringen. Dein Bruder atmet nicht mehr. Er kann nicht mehr sprechen oder sich bewegen. Er spürt nichts. Er kann nicht heiß oder kalt unterscheiden, oder nass und trocken. Er kann nicht glücklich oder traurig sein. Sein Körper spürt überhaupt nichts mehr, deshalb werden wir seinen Körper in der Erde begraben (oder was immer Ihre Familie als letzte Ruhestätte ausgewählt hat).«

Ein Kind in diesem Alter wird Schwierigkeiten damit haben, das Konzept von Seele oder Geist zu verstehen. Auch wenn Sie an ein Leben nach dem Tod glauben, ist es trotzdem wichtig, dem Kind zu erzählen, dass der Körper seines Bruders oder seiner Schwester begraben oder eingeäschert wird. Sie könnten es so erklären, dass der Teil, der lieben und fühlen konnte, jetzt im Paradies ist.

Bekommt Ihr Kind erzählt, dass sein Bruder oder seine Schwester »in den Himmel gekommen ist und jetzt glücklich bei Gott lebt«, obwohl die Familie unendlich traurig ist, und findet das Kind dann später heraus, dass sein Geschwister auf dem Friedhof oder in der Leichenhalle liegt, wird es nicht nur sehr verwirrt sein, sondern sich auch hintergangen fühlen.

Ihr vier- bis sechsjähriges Kind hat ein Gefühl für richtig und falsch, weniger aus einem inneren Gefühl für Moral heraus, sondern weil es gelobt wurde, wenn es etwas Richtiges getan hat, und bestraft wurde, wenn es etwas Schlechtes angestellt hat. Es hält noch an allerlei mystischen Vorstellungen fest, die es aus Märchen oder Fernsehsendungen übernommen hat. Aus diesem Grund kann es sich leicht einbilden, dass sein Bruder oder seine Schwester getötet wurde, weil es etwas Böses getan hat. Wenn es sich – wie das viele Geschwister manchmal tun – gewünscht hat, dass das Geschwister verschwinden würde, ist es möglicherweise davon überzeugt, dass sein Wunsch dies ausgelöst hat. Die meisten Kinder haben Todeswünsche. Der Tod hat Ihre Familie heimgesucht und Ihr Kind nimmt vielleicht an, dass es seine Schuld sei.

Für Ihr Kind ist es extrem wichtig zu wissen, dass es an dem Tod seines Bruders oder seiner Schwester nicht schuld ist. Es wird dem Kind helfen, wenn der Tod mit konkreten biologischen Begriffen erklärt wird.

Da der Wortschatz Ihres kleinen Kindes, vor allem wenn es um die Beschreibung von Gefühlen geht, noch begrenzt ist, wird es wahrscheinlich versuchen, durch Spielen den Verlust zu verarbeiten. Sie können Ihr Kind sehr dabei unterstützen, wenn Sie seinen Spielen Aufmerksamkeit schenken, ob es sich nun um ein Nachspielen der Sterbeszene oder der Beerdigung handelt oder um ein »Vater-Mutter-Kind«-Spiel. Fragen wie: »Warum weint der kleine Bruder?« können Ihrem Kind dabei helfen, seine Gefühle auszusprechen.

Für ein Kind dieses Alters wäre es nicht ungewöhnlich, wenn es Ess- oder Schlafprobleme entwickelt. Mit Schlafproblemen können Sie sogar fast sicher rechnen, wenn Ihr Kind gehört hat, dass sein Bruder oder seine Schwester »im Schlaf gestorben ist« oder dass Sterben »so wie Einschlafen« ist.

Probleme mit dem Einnässen und Einkoten können ebenfalls wiederkehren und sind ziemlich verbreitete Symptome bei seelischer Belastung. Ein Arzt sollte aufgesucht werden, wenn die Probleme groß sind und so lange andauern, dass Sie spüren, die Gesundheit Ihres Kindes wird angegriffen.

Sieben- bis Elfjährige

Irgendwann in dieser Altersstufe wird Ihr Kind verstehen, dass der Tod endgültig ist und dass jeder Mensch am Ende seines Lebens stirbt. Dieses Bewusstsein kann für das Kind traumatisch sein, weil es seine Familie noch so sehr braucht, dass es sich nicht vorstellen kann, ohne sie zu überleben. Vielleicht wird dem Kind bewusst, dass es auch sterben muss. Dieses neue Bewusstsein ist für jedes Kind beängstigend. Allerdings kommt das Kind mit dem Tod noch direkter in Berührung, wenn sein Bruder oder seine Schwester ums Leben gekommen ist, also ein Mensch annähernd im gleichen Alter. Es erkennt jetzt auch, dass nicht nur alte Menschen sterben.

> *Mein großer Bruder Joshua Erik Jones – neun Jahre alt – wurde am 8. Juli 1985 von einem Auto überfahren. Ich bin SEHR TRAURIG. Ich bin sehr wütend auf den Mann, der meinen Bruder getötet hat. Er war wirklich sehr sehr betrunken. Er musste nicht sehr lange im*

Gefängnis bleiben. Darüber bin ich auch wütend. Dieser Mann war sehr sehr böse!
Ich hoffe, dass Josh da oben bei Gott viel lernt.
Ich schlafe nicht gern in meinem Bett ohne Josh im Kinderzimmer. Josh fehlt mir sehr sehr stark.
Ich hatte Josh sehr sehr lieb.
Ende

JESSICA JONES, ACHT JAHRE ALT

Kinder in diesem Alter betrachten den Tod als einen Angreifer, der in die Familie eindringt und jemanden tötet. Vielleicht hat Ihr Kind große Angst davor, auch getötet zu werden. Nach allem, was geschehen ist, ist das eine durchaus realistische Angst. Es wäre nicht ungewöhnlich, wenn Ihr Kind Ängste oder Phobien vor allem entwickeln würde, was mit dem Tod zusammenhängt. Es jammert vielleicht über körperliche Wehwehchen, zieht sich zurück und wird extrem vorsichtig. Besonders in dieser Altersstufe können Kinder nach dem Tod eines Geschwisters Verhaltensauffälligkeiten entwickeln, vor allem dann, wenn sie als einziges Kind der Familie zurückbleiben.

Wenn Sie ein Kind in diesem Alter haben, so hatte es mehr Zeit, Rivalität zwischen den Geschwistern zu erleben, es hat mehr Erinnerungen an die Kämpfe mit seinem Bruder oder seiner Schwester und es hatte mehr Todeswünsche.

Das Kind kann sich noch mehr als in der Altersstufe der Vier- bis Sechsjährigen für den Tod von Bruder oder Schwester verantwortlich fühlen. Es ist gedanklich noch nicht reif genug, sich selbst von seiner Unschuld zu überzeugen, deshalb braucht es Hilfe dabei, seine Schuld richtig einzuschätzen. Wie Sie bereits aus den vorangegangenen Kapiteln wissen, kämpfen auch Eltern mit schrecklichen Schuldgefühlen, wenn ein Kind getötet wurde.

In diesem Alter verfügt ein Kind über einen ausgeprägten Wortschatz und kann abstrakt genug denken, um seinen Schmerz, seine Ängste, seine Wut und seine Schuldgefühle auszudrücken. Es spürt nicht nur seine eigenen Gefühle, sondern es kann sich auch in die Gefühle anderer Menschen hineinversetzen, es ist fähig zu Mitgefühl. Es braucht nicht nur selbst Trost und Unterstützung, sondern es kann auch selbst andere Menschen trösten und unterstützen. Trotzdem sollte man das Kind nie glauben machen, dass es dafür verantwortlich ist, die Familie aufzumuntern. Es ist weder Vater noch Mutter, es ist ein Kind.

Wichtig ist, dass Ihr Kind mit der Familie zusammen trauern kann. Man sollte ihm die Wahrheit sagen. Wenn es nie zuvor auf einer Beerdigung war, sollte man ihm vorher genau erklären, was da auf es zukommt. Es sollte an Entscheidungen über die Beerdigung und über die Trauerrituale der folgenden Monate und Jahre beteiligt werden. Man sollte das Kind ermutigen, offen zu trauern, und Sie sollten Ihr Trauern nicht vor ihm verbergen.

Für diese Altersstufe möchte ich einen besonderen Warnhinweis geben. So könnte Ihr Kind – da es einen Teil Ihrer tiefen Verzweiflung versteht – in irgendeiner Weise versuchen, das tote Kind zu ersetzen, um Ihnen dabei zu helfen, mit dem Verlust fertigzuwerden. Sie müssen Ihrem Kind klar und deutlich sagen, dass niemand das tote Kind ersetzen kann. Sie müssen Ihrem überlebenden Kind erklären, dass auch sein Platz in Ihrem Herzen von keinem anderen Menschen eingenommen werden kann.

Ich warne auch davor, das tote Kind zu idealisieren. Es ist wichtig, sich so realistisch wie möglich an das tote Kind zu erinnern. Wie leicht verdrängt man vergangene Schwierigkeiten, weil man deswegen Schuldgefühle hat, und idealisiert das Kind zu einem fast perfekten Wesen. Für die Geschwister kann dies furchtbar sein. Es kommt ihnen so vor, als ob sie weniger geliebt würden, und als ob sie nie an das heranreichen können, was über das tote Kind erzählt wird. Das kann dazu führen, dass sie sich jetzt oder später in der Pubertät zurückziehen.

Ein Kind in dieser Altersstufe hat vielleicht schulische Probleme. Trauernde Kinder sind verwirrt und haben Konzentrationsschwierigkeiten, ganz wie ihre Eltern. Sollten die Schulprobleme auch nach Monaten noch andauern, können sie ein Zeichen für tieferliegenden Stress sein, der möglicherweise professionelle therapeutische Behandlung erfordert.

Geschwister in der Pubertät

In der Pubertät ist es das Ziel, »von Zuhause wegzugehen« – sich gefühlsmäßig langsam von der Familie zu entfernen und schließlich wirklich zu gehen. In diesem Prozess, der auf die Trennung vorbereitet, konzentriert sich Ihr Kind weniger auf die Familie und mehr auf Gleichaltrige. Es entdeckt sein Selbst und seine Wertvorstellungen, indem es unbekanntes Terrain erkundet.

Es ist zutiefst unsicher und kann deshalb irgendwie ganz auf sich selbst bezogen sein. Im Verlauf der Pubertät erleidet ein Jugendlicher viele Verluste: er verliert die Sicherheit, dass Vater und Mutter für ihn die Entscheidungen treffen, und er verliert den Schutz der Familie.

Ihr Teenager ist instabil und unsicher, weshalb der plötzliche Tod eines Bruders oder einer Schwester etwas ist, womit er sich sicher nicht auseinander setzen will. Zwar ist ihm bewusst, dass er das eigentlich tun müsste, aber vielleicht versucht er verzweifelt, dem auszuweichen. Der Jugendliche steckt gleich mehrfach in der Klemme: auf der einen Seite ist er alt genug, wie ein Erwachsener das Leben zu verstehen, auf der anderen Seite ist er wesentlich verletzlicher als ein Erwachsener, da er gerade so viele andere Verluste und Veränderungen erlebt.

Ein Teenager hat zwar die Fähigkeit zum Mitgefühl, aber da er hauptsächlich mit sich selbst beschäftigt ist, um seine Persönlichkeit zu entwickeln, glaubt er vielleicht, dass noch nie jemand die starken und mächtigen Gefühle hatte, die er momentan erlebt. In der Tat haben die wenigsten Jugendlichen etwas so Verheerendes wie den gewaltsamen Tod von Bruder oder Schwester erlebt. Ein Jugendlicher braucht zwar die Unterstützung der Eltern, ist aber vielleicht nicht gern dazu bereit, seine tiefen Gefühlen zu zeigen, um nicht wieder wie ein Kind dazustehen.

> *Unsere drei Jungs wurden von einem Betrunkenen angefahren; Dennis und Tim wurden auf der Stelle getötet. Jeff hat überlebt. Das war vor sechs Monaten, und Pam, unsere sechzehnjährige Tochter, kann immer noch nicht darüber sprechen. Auch mein Mann und ich sprechen selten darüber.*
>
> Ilene Hammon

Möglicherweise kämpft der Teenager mit den gleichen Problemen wie ein jüngeres Kind: Schuldgefühle wegen Geschwisterrivalitäten, vor allem, wenn er erst kürzlich einen Streit mit dem toten Bruder oder der toten Schwester angefangen hatte. Vielleicht hat er das Gefühl, sich um die Eltern kümmern zu müssen oder sogar versuchen zu müssen, den Platz des toten Geschwisters einzunehmen. Sie als trauernde Eltern mögen dazu neigen, bei Ihrem überlebenden Teenager seelischen Beistand zu suchen. Wird eine solche Erwartungshaltung zum Dauerzustand, kann sie erdrückend wirken und das Erwachsenwerden des Jugendlichen verhindern, nämlich die Loslösung von der Familie und die Orientierung an Gleichaltrigen.

Wenn ein Elternteil den überlebenden Teenager überbeschützt, kann dieser es als zusätzliche Belastung erfahren. Für Eltern, die ein Kind verloren haben, ist es fast unmöglich, nicht die allergrößte Angst um das andere Kind zu haben, wenn es allein mit Freunden unterwegs ist. Für den Teenager ist dieses übermäßige Beschützen einengend und erstickend.

All diese äußeren Zwänge zusammen können bewirken, dass der Jugendliche zu selbstzerstörerischen Handlungen neigt und sich in Alkohol- und Drogenmissbrauch stürzt, von zu Hause wegläuft oder Risikosituationen sucht, wie zum Beispiel Mutproben mit dem Auto. Dieser Flirt mit dem Tod – wie ich es einmal nennen möchte – kann der Versuch sein, die Kontrolle über den Tod zu erlangen; es kann sich aber auch um eine Flucht handeln. Ein Jugendlicher kann schnelles Fahren, laute Musik und Realitätsverlust durch Drogen dazu benutzen, dem Schmerz zu entfliehen.

Als Eltern eines Jugendlichen, der Bruder oder Schwester verloren hat, sollten Sie versuchen, ehrlich zu sein und seelischen Beistand anzubieten. Seien Sie aber nicht überrascht, wenn das Kind seine Fluchtmöglichkeiten braucht. Bis zu einem bestimmten Punkt gehört das zur Pubertät. Es wird sogar noch verständlicher, wenn das Zuhause so voller Schmerz ist und der Teenager vor seinen eigenen Gefühlen Angst hat.

Vielleicht spricht Ihr Teenager öfter mit seinen Freunden über den Tod von Bruder oder Schwester als mit Ihnen. Möglicherweise redet er auch lieber mit einem anderen Erwachsenen, der zum Zuhören bereit ist. Er braucht sich nämlich dann keine Sorgen zu machen, dass er dieser Person mit seinem Schmerz so sehr weh tut wie er Ihnen damit weh tut. Sie sollten deshalb nicht den Mut verlieren, wenn er sich an jemand anderen wendet. Das ist völlig normal für diese Entwicklungsstufe.

Erwachsene Geschwister

Die meisten Menschen verstehen nicht, wie tief erwachsene Geschwister trauern. War Ihr Bruder oder Ihre Schwester älter als Sie, haben Sie Ihr Leben mit ihm oder mit ihr genauso lange geteilt wie mit Ihren Eltern. Auch wenn Ihr Bruder oder Ihre Schwester jünger war als Sie, können Sie sich vielleicht nicht mehr an das Leben ohne ihn oder sie erinnern.

Das Verhältnis zwischen Geschwistern ist ein Bündnis, das Bevorzugung nicht trennen kann. Wenn Geschwister ums Leben kommen, verliert man nicht nur einen einzigartigen geliebten Menschen, sondern auch die Rolle, die dieser Mensch innerhalb der Familie innehatte. War Ihre Schwester diejenige, die immer die Familienfeste organisierte, so muss jetzt entweder jemand anders diese Rolle übernehmen oder die Abwesenheit des geliebten Menschen wird der Familie immer wieder schmerzhaft bewusst. Hat Ihr Bruder immer bei Familienstreitigkeiten geschlichtet, muss diese Aufgabe jetzt von einem anderen Familienmitglied übernommen werden. Es ist normal, dass Sie und die anderen Geschwister versuchen werden, diese Aufgaben teilweise zu übernehmen. Manche Veränderungen können ganz leicht und natürlich passieren, während andere möglicherweise unangenehm sind und zu familiären Konflikten führen können.

Möglicherweise hängen bei Ihnen die Geschwisterfolge und die Rolle, die Sie in der Familie spielen, eng zusammen. Wurde der Älteste getötet, haben Sie vielleicht einen Menschen verloren, der sich um Sie gekümmert hat und zu dem Sie immer aufgeschaut haben. Kam das »Nesthäkchen« der Familie ums Leben, haben Sie vielleicht denjenigen verloren, den Sie am meisten beschützt haben. Gab es zwischen Ihnen einen großen Altersunterschied, kann es für Sie beinahe so sein, als wenn Sie einen Elternteil oder ein Kind verloren hätten.

Beim Tod von Bruder oder Schwester ergibt sich auch eine plötzliche Lücke in der Geschwisterfolge. Wird der Älteste getötet, nimmt der Zweitälteste automatisch seinen Platz ein. Waren Sie nur zwei Geschwister, so sind Sie jetzt ein Einzelkind.

Waren Sie Zwillinge oder sogar Mehrlinge, haben Sie womöglich das Gefühl, dass auch ein Teil von Ihnen selbst gestorben ist. Sie sollten sich nun große Mühe geben, nicht etwa anfangen zu glauben, dass der Falsche gestorben ist.

Vielen trauernden Geschwistern fällt es schwer, Fragen nach der Familie zu beantworten. Fragt jemand beiläufig: »Wie viele Brüder und Schwestern haben Sie?« oder »Wie viele seid ihr in der Familie?«, fühlen Sie sich vielleicht nicht in der Lage, darauf eine Antwort zu geben. Es gibt keine »richtige« Antwort auf solche Fragen. Vielleicht antworten Sie jedes Mal anders, je nachdem, wie Sie sich gerade fühlen und in welcher Gesellschaft Sie sich befinden.

Nehmen wir einmal an, Sie hatten drei Brüder, von denen einer getötet wurde, so können Sie sagen: »Ich habe drei Brüder; zwei davon leben noch, einer ist ums Leben gekommen.« Sie können sagen: »Ich habe drei Brüder.« und es dabei belassen, oder Sie können sagen: »Ich habe zwei Brüder.« Sie haben das Recht, auf solche Fragen so zu antworten, wie es Ihnen passt.

Für manche trauernde Geschwister ist es sehr schmerzlich, dass sich durch den Todesfall auch das Verhältnis zu den Eltern verändert. Bedingt durch die Belastung, mit dem Tod eines Kindes umzugehen, werden Ihre Eltern Sie wahrscheinlich in mancher Hinsicht wie ein kleines Kind behandeln. Sie quälen sich mit der Sinnlosigkeit und der Unnatürlichkeit der Situation, dass eines ihrer Kinder vor ihnen gestorben ist.

Es kann sein, dass Ihre Eltern versuchen, Sie zu trösten, und dabei ihre eigenen Bedürfnisse vergessen, oder dass sie versuchen, Sie vor der Realität des Todes zu schützen. Vielleicht haben sie große Angst, dass noch ein weiteres Familienmitglied ums Leben kommen könnte, und setzen darum alles daran, Ihre Aktivitäten zu überwachen. Wenn es durch dieses Verhalten zu Problemen innerhalb der Familie kommt, sollten Sie mit Ihren Eltern reden und ganz konkret etwas anbieten, bei dem sie Ihnen helfen können. Ermuntern Sie auch umgekehrt Ihre Eltern dazu, Ihnen zu sagen, was Sie tun können, um ihnen so viel wie möglich zu helfen. In Krisenzeiten fällt man leicht in die alten Eltern-Kind-Rollen zurück, aber das muss nicht zwangsläufig so sein. Es wird Ihren Eltern ein Bedürfnis sein, etwas zu geben, aber Ihnen wird es umgekehrt auch so gehen.

Vielleicht fallen Sie in Ihrem Bemühen, Ihre Eltern zu schützen, auch in alte Verhaltensmuster zurück. Sie glauben womöglich, dass Ihre Eltern schon genug leiden müssen, auch ohne zusätzlich noch Ihr Trauern mitansehen zu müssen. Sie betreiben vielleicht einen unglaublichen Aufwand, um Ihren Schmerz vor ihnen zu verstecken. Sie mögen es für richtig halten, für Ihre Eltern Entscheidungen zu fällen oder elterliche Verantwortungsbereiche zu übernehmen, weil Sie ihnen helfen wollen. Es kann am Ende sein, dass Sie dann in die Elternrolle geschlüpft sind. Doch normalerweise kümmern sich erwachsene Kinder und ihre Eltern umeinander, weil sie dann in ihrer Trauer eine Aufgabe haben. Fragen Sie Ihre Eltern, ob sie den Eindruck haben, dass Sie sich überbeschützend verhalten, oder ob sie sich erdrückt fühlen. Respektieren Sie ihre Anwort und handeln sie danach, so gut Sie können.

In mancher Hinsicht können Sie das Gefühl haben, als ob Sie nicht nur ein Geschwister, sondern auch Ihre Eltern verloren haben. Ihre Eltern waren vielleicht immer stark und in Krisenzeiten immer für Sie da. Auch wenn Sie kein sehr inniges Verhältnis zu Ihren Eltern haben, so kann es trotzdem unglaublich schmerzvoll sein, sich ihrer Verletzlichkeit und Schwäche bewusst zu werden. Vielleicht ist es das erste Mal, dass Sie Ihre Eltern um Unterstützung bitten, und nun können sie das Problem nicht lösen und es auch nicht für Sie leichter machen. Vielleicht müssen Sie auch über den Verlust Ihrer Eltern trauern – Ihrer Eltern, die immer stark waren, immer alles unter Kontrolle hatten, die niemals verletzlich waren.

Schließlich werden Sie wahrscheinlich ein neues Verhältnis zu Ihren Eltern aufbauen. Reden Sie mit ihnen über Ihre Beobachtungen und bitten Sie Ihre Eltern darum, Ihnen zu erzählen, ob und wie sie Sie nun anders sehen als früher. Sagen Sie ihnen, dass Sie dieses neue Verständnis nutzen wollen, eine neue, reifere Beziehung zu ihnen aufzubauen.

So wie ein Stein, den man ins Wasser wirft, Kreise zieht, kann es passieren, dass Sie im Zusammenhang mit dem Tod Ihres Geschwisters noch weitere Verluste erfahren. War der Bruder oder die Schwester verheiratet, so verliert Ihre Familie eventuell den Kontakt zur Ehefrau oder zum Ehemann und zu den möglichen Kindern. Wenn Ihnen etwas daran liegt, einen engen Kontakt aufrechtzuerhalten, müssen Sie das offen zur Sprache bringen und sich darum kümmern. Die meisten Witwer und Witwen heiraten irgendwann schließlich wieder, was für die Familie des Verstorbenen höchst schmerzlich sein kann. Denken Sie wenn möglich immer daran, dass niemand Ihren Bruder oder Ihre Schwester je ersetzen wird, und dass eine Wiederheirat kein Akt der Treulosigkeit ist. Der neue Ehepartner ist wahrscheinlich sehr unsicher über sein oder ihr Verhältnis zu Ihrer Familie und wird sich über ein klärendes Gespräch mit Ihnen sicher freuen.

Wenn Ihr Bruder oder Ihre Schwester Kinder hatte, werden Sie diese wahrscheinlich immer an Ihren Bruder oder Ihre Schwester erinnern. Es ist beglückend und auch schmerzhaft, bei Nichten und Neffen Charakterzüge und körperliche Merkmale zu entdecken, die denen des Verstorbenen gleichen. Ähnlich steht es mit den ganz besonderen Momenten in ihrem Leben – Schulabschlussfeiern, Hochzeit, die Geburt ihrer Kinder – sie werden bittersüß sein, weil sie immer das Fehlen Ihres Bruders oder Ihrer Schwester bei diesen Ereignissen hervorheben. Kinder, vor allem wenn sie beim Tod des Elternteils noch klein waren, werden von Ihnen und anderen Menschen etwas über den Elternteil erfahren wollen. Für manche trauernde Geschwister ist es eine gute Möglichkeit, das Andenken an ihren Bruder oder ihre Schwester zu ehren, wenn sie den Kontakt zu Neffen und Nichten aufrechthalten.

Falls Sie verheiratet sind, kann es passieren, dass Ihr Ehepartner sich wie ein Opfer fühlt, das vergessen worden ist. Vielleicht hatte Ihr Ehepartner eine ganz besondere Beziehung zu Ihrem Bruder oder Ihrer Schwester, auch ohne eine ebenso enge Beziehung zum Rest der Familie zu haben. Vergessen Sie nicht, Ihren Ehepartner und die Ehepartner von anderen Geschwistern in die Familienfeiern nach dem Todesfall einzubeziehen. Diese Menschen haben zusätzlich jemanden verloren, nämlich die Person, die Sie vor dem Todesfall waren. Auch wenn ihr Trauern sich anders zeigen mag, so muss es doch genauso wie ihr eigenes Trauern erkannt und akzeptiert werden.

Hilfen für Betroffene

- Seien Sie kleineren Kindern gegenüber vorsichtig mit Halbwahrheiten über den Tod; sie brauchen ehrliche und konkrete Erklärungen des Geschehens. Erzählt man dem Kind: »Deine Schwester ist für lange Zeit fortgegangen«, hat es vielleicht das Gefühl, dass es von seiner Schwester im Stich gelassen worden ist. Das kann als Bestrafung verstanden werden und zu starken Schuldgefühlen führen. Der Satz »Dein Bruder ist in den Himmel gekommen« ist für kleine Kinder nicht zu verstehen, vor allem dann nicht, wenn es herausfindet, dass der Leichnam auf dem Friedhof liegt. »Sterben ist wie Einschlafen« kann das Kind als einen sehr konkreten Grund dafür auffassen, nicht mehr ins Bett gehen zu wollen. »Deine Schwester ist ins Krankenhaus gekommen und dort gestorben« kann bei einem kleinen Kind zur Auffassung führen, dass Menschen im Krankenhaus grundsätzlich sterben müssen. »Dein Bruder ist gestorben, weil er krank war«, kann dazu führen, dass ein Kind extreme Angst vor jeder Krankheit hat.

- Nehmen Sie sich die Zeit, mit jüngeren Kinden zu spielen, die vielleicht noch keine passenden Ausdrucksformen haben, um über ihre Gefühle sprechen zu können.

- Helfen Sie Ihrem Kind, seine Gefühle auszudrücken, indem Sie Ihre eigenen Gefühle mitteilen und dem Kind Fragen stellen. Sträubt sich das Kind dagegen, formulieren Sie die Fragen so, als ob jemand anders sie stellen würde: »Was würdest du sagen, wenn Thomas dich fragen würde, was mit deinem Bruder passiert ist?«

- Denken Sie daran, dass die meisten Kinder eher sporadisch trauern als ununterbrochen. Seien Sie deshalb nicht böse, wenn Ihr Kind Phasen durchläuft, in denen der Tod seines Bruders oder seiner Schwester unwichtig zu sein scheint.

- Es kann für die Kinder einfacher sein als für die Eltern, die persönlichen Dinge des Verstorbenen wegzuwerfen. Sie können auch leichter die Trauer »mal beiseite schieben« und beim Spielen oder in der Schule eine gewisse Normalität finden. Denken Sie daran, dass die Freunde Ihres verstorbenen Kindes sich freuen könnten, wenn sie etwas geschenkt bekommen, was Ihrem Kind gehört hat.

- Schützen Sie Ihr Kind davor, einen seelischen Zusammenbruch mitzuerleben, aber trauern Sie trotzdem so viel wie möglich gemeinsam.

- In den ersten Tagen des Trauerns hilft es den trauernden Kindern, einen persönlichen »Verbündeten« zu haben, der für Stabilität und Verständnis sorgt. Diese Person beruhigt das Kind und nimmt den Eltern einen Teil der Verantwortung ab.

- Ab dem Alter von sechs oder sieben Jahren sollten Geschwister alle bekannten Fakten über den Tod von Bruder oder Schwester erfahren. Wenn man ihnen nicht die Wahrheit erzählt, steigert dies nur noch ihren Eindruck, in der Familie unwichtig zu sein.

- Machen Sie die Geschwister darauf aufmerksam, wenn Sie ein anderes Kind sehen, das Sie an Ihr totes Kind erinnert, und erklären Sie die dadurch verursachten Traueranfälle. Unverständliches Verhalten der Eltern vergrößert nur die Angst der hinterbliebenen Kinder, ausgeschlossen zu werden oder nicht so geliebt zu werden wie das getötete Kind.

- Trauern Sie gemeinsam mit den hinterbliebenen Kindern, aber verlassen Sie sich nicht völlig auf sie und erwarten Sie nicht zu viel Beistand von ihnen. Machen Sie sich klar, dass Kinder im Teenageralter vielleicht nicht mit Ihnen zusammen trauern wollen.

- Reden Sie mit den überlebenden Geschwistern über die angenehmen Erinnerungen an das getötete Kind und auch über die unangenehmen Erinnerungen. Dadurch können sie besser verstehen, dass das tote Kind nicht perfekt war. Wird das tote Kind idealisiert, kann dies bei den übrigen Geschwistern zu großer Unsicherheit führen.

- Verlangen Sie von den überlebenden Geschwistern nicht, für Sie oder eine andere Person »stark zu sein«. Das wäre eine zu große Belastung.

- Versuchen Sie, sich nicht bedroht zu fühlen, wenn Geschwister im Teenageralter Gleichaltrige oder andere Erwachsene um Unterstützung bitten. Das ist für diese Entwicklungsstufe völlig normal.

- Erwachsene Geschwister sollten sich eine Weile überlegen, welche Rolle Bruder oder Schwester in der Familie spielte, und wie diese nun sinnvoll neu aufgeteilt werden kann. Gehen Sie mit sich selbst und Ihren Eltern behutsam um.

Kapitel V

Der Tod des Partners

Der gewaltsame Tod von Ehemann oder Ehefrau oder Lebenspartner zählt zu den Verlusten, die am stärksten belasten. Wie alt Sie auch sein mögen, so sind Sie doch keineswegs bereit, plötzlich den Menschen zu verlieren, von dem Sie am meisten abhängig sind.

Da viele Bücher auf dem Markt sind, die sich mit dem Tod des Partners beschäftigen, werden wir uns in diesem Kapitel vor allem auf die Aspekte konzentrieren, die mit einem plötzlichen Tod zu tun haben.

Rollen und Verantwortungsbereiche

Ihr Partner hat vermutlich in Ihrem Haushalt und in Ihrem Leben viele Rollen übernommen. Er oder sie hat Ihren Haushalt mitorganisiert und die Kinder miterzogen. Sie haben zusammen darüber entschieden, wofür Sie Geld ausgeben, wer welche Pflichten übernimmt, wie die Kinder erzogen werden und wo und wann Sie etwas unternehmen. Ihr Partner war wahrscheinlich ihr engster Vertrauter.

Wenn Sie und Ihr Partner sich zuvor die meisten dieser Aufgaben geteilt haben, werden Sie sich vielleicht überfordert fühlen, all dies allein übernehmen zu müssen.

In manchen Beziehungen entscheiden sich die Paare eher dazu, Verantwortungsbereiche zu trennen anstatt sie zu teilen. Zum Beispiel bezahlt der eine Partner alle Rechnungen, kümmert sich um das Auto und den Garten, entscheidet über größere Anschaffungen und regelt die finanziellen Angelegenheiten der Familie. Der andere Partner ist verantwortlich für den Haushalt, die Kindererziehung und Einladungen. Der plötzliche Verlust eines (Ehe-)partners kann in einer solchen Beziehung das Gefühl der Hilflosigkeit und Verletzbarkeit hervorrufen, was es extrem erschwert, mit der Situation fertigzuwerden. Der hinterbliebene Partner muss plötzlich neue Rollen übernehmen, die ihm unangenehm und frustrierend vorkommen. Es ist eine monumentale Aufgabe, mitten im Trauerprozess gezwungen zu sein, diverse neue Rollen zu lernen.

Vielleicht haben Sie noch nie eine Waschmaschine oder einen Trockner benutzt. Sie haben noch nie einen Speiseplan für die ganze Woche oder eine Einkaufsliste zusammengestellt. Sie können vielleicht nicht kochen. Sie haben möglicherweise keine Ahnung von der Wartung und Pflege eines Autos. Sie wissen vielleicht nichts über Reparaturen im Haushalt. Sie mögen keine Ahnung haben, welche Belege man für die Steuererklärung aufbewahren muss. Und Sie wissen eventuell nichts über gewisse Bankkonten, Renten, Kapitalanlagen und die anderen finanziellen Angelegenheiten, für die Sie jetzt die Verantwortung tragen.

Solche Frustrationen verschlimmern sich noch, wenn Sie als der überlebende Partner nun die alleinige Verantwortung für die Kinder tragen müssen. Jedes einzelne Kind fühlt sich – ganz wie Sie selbst – verlassen und trauert auf seine ganz eigene Art und Weise.

Dazu kommt noch das Problem des Einkommens. Falls Ihr getöteter Partner das Gesamteinkommen oder einen Teil davon verdient hat, müssen Sie möglicherweise Ihren gesamten Lebensstil ändern. Am Ende dieses Buches finden Sie Vorschläge zum Umgang mit finanziellen Problemen, die Ihnen über die ersten Monate hinweghelfen werden. Aber langfristig gesehen müssen Sie vielleicht Ihr Leben grundlegend ändern, um verantwortungsbewusst zu handeln und finanziell zu überleben.

Sie müssen sich auf Veränderungen im Verhalten Ihrer Freunde gefasst machen. Wenn Sie und Ihr Partner soziale Kontakte zu anderen Ehepaaren hatten, kann es passieren, dass Sie nicht mehr in die Gruppe »passen«. Das Zusammensein mit diesen Freunden kann in Ihnen das Gefühl schrecklichen Alleinseins verursachen. Vielleicht fühlen Sie sich gegenüber den Ehepartnern anderer Menschen unbehaglich und fürchten deren Eifersucht, wenn sie in Ihnen eine mögliche Konkurrenz sehen. Sie haben vielleicht nicht länger das Gefühl dazuzugehören, wenn sich viele Ihrer sozialen Kontakte um den Kollegen- und Freundeskreis Ihres Partners drehten.

Schließlich gehört das Fehlen körperlicher Nähe zu den schwierigsten Aspekten nach dem Tod eines Partners. Ihre sexuellen Bedürfnisse mögen während des Trauerns verschwinden, aber die meisten Menschen brauchen weiterhin Berührungen und Umarmungen. Wahrscheinlich bleiben diese Sehnsüchte solange unbefriedigt, bis Sie eine neue Beziehung anfangen. Für eine Weile mögen Sie nicht im entferntesten an eine neue Beziehung denken, aber das kann sich ändern, je nachdem, wie alt Sie sind und wie gut Ihre vorhergehende Beziehung war.

Abhängigkeit/Unabhängigkeit

Um den Heilungsprozess zu beschleunigen, ist es wichtig, dass Sie sich über das Verhältnis von Abhängigkeit und Unabhängigkeit in Ihrer Beziehung klar werden. Für ein Paar, das zusammenlebt, ist es normal, voneinander emotional abhängig zu sein. Der Grad der Abhängigkeit von Ihrem Partner kann einen großen Einfluss darauf haben, wie rasch es Ihnen wieder besser geht.

Manche Paare sind so abhängig voneinander, dass jeder sich wie die Hälfte eines Ganzen fühlt. Fehlt die zweite Hälfte, so haben sie Schwierigkeiten, sich vorzustellen, dass sie je wieder allein funktionieren könnten.

Manche Paare teilen sich die Aufgabenbereiche, aber erfahren sich als zwei voneinander unabhängige Individuen, die den anderen nur selten »brauchen«, um sich gut zu fühlen.

Andere Paare fühlen sich zwar in erster Linie unabhängig voneinander, wissen aber, dass jeder von ihnen in verschiedenen Bereichen des Lebens von dem anderen abhängig ist. Sie erfahren sowohl Abhängigkeit als auch Unabhängigkeit.

Partner mit einer gewissen Unabhängigkeit werden wahrscheinlich besser mit dem Tod zurechtkommen als solche, die übermäßig abhängig sind. Wenn Sie in einer Beziehung gelebt haben, die von großer emotionaler Abhängigkeit geprägt war, müssen Sie nun versuchen, ein unabhängigerer Mensch zu werden, Ihr Selbstverständnis als »partnerlose Hälfte« aufzugeben und Ihr Bewusstsein für sich selbst als Einzelwesen zu verbessern.

Dieser Prozess kann wie eine Wieder-Entdeckung sein, wenn Sie ohne Probleme aus Ihrem Elternhaus ausgezogen sind und ein Gefühl der Unabhängigkeit und Selbständigkeit erreicht hatten, bevor Sie eine Beziehung begonnen haben. Waren Sie allerdings ursprünglich erst sehr von Ihren Eltern abhängig und wurden dann übergangslos abhängig von Ihrem Partner, kann dieser Prozess etwas völlig Neues für Sie sein.

Die eigene Selbständigkeit wieder zu entdecken, kann ein umfassendes inneres Wachstum erfordern, wenn Sie dies zugleich mit Ihrer Trauerarbeit bewerkstelligen wollen. Vielleicht kann Ihnen ein Trauertherapeut oder Eheberater helfen, wenn Sie das Gefühl haben, nicht weiterzukommen. Oder Sie entscheiden sich dafür, die Angelegenheit etwas langsamer und ruhiger anzugehen und Ihre Selbständigkeit jeden Tag erneut auszuprobieren, bis Sie feststellen, dass Sie sich neu orientiert haben.

Die meisten hinterbliebenen Partner, die dieses innere Wachsen und Neuorientieren in Richtung Selbständigkeit durchgemacht haben, sind der Meinung, dass es sich lohnt, auch wenn es anstrengend und schmerzhaft ist. Sie haben gelernt, dass sie als unabhängige Einzelwesen durchhalten können. Außerdem sind sie zufrieden darüber, dass sie später eine neue Beziehung nicht aus Bedürftigkeit, sondern aus einem Wunsch heraus eingehen konnten.

Wie zeigt sich nun dieses innere Wachstum? Es kann sich zum Beispiel darin ausdrücken, dass Sie nicht länger unentschieden sind, wenn Sie unabhängige Entscheidungen treffen müssen, sondern sich gut dabei fühlen. Es kann auch bedeuten, dass Sie weniger hilflos sind, und es kann bedeuten, dass Sie sich nicht länger zurücksehnen, sondern um das trauern, was Sie nicht mehr haben, und sich gleichzeitig über das freuen, was Sie hatten und was Ihnen immer gehören wird.

Vielleicht ist Ihre Situation auch eine ganz andere; vielleicht waren Sie der unabhängigere Partner und der von Ihnen Abhängige ist ums Leben gekommen. Sie fühlen sich weder hilflos noch entscheidungsunwillig, aber Sie fragen sich, warum Sie sich so unruhig und einsam fühlen. Manche Menschen »brauchen es, gebraucht zu werden«. Fast alle Eltern haben dieses Gefühl, solange die Kinder klein sind, aber sie überwinden es, wenn ihre Kinder immer weniger auf sie angewiesen sind. Möglicherweise haben Sie sich bewusst dafür entschieden, mit jemandem zusammenzuleben, der Sie braucht. In diesem Fall können Sie sich nun unwichtig vorkommen.

Um sich wieder besser zu fühlen, suchen Sie jetzt vielleicht nach neuen Beziehungen zu abhängigen Menschen. Sie werden auch sicher jemanden finden, wenn Sie bewusst oder unbewusst das Signal aussenden, dass Sie abhängige Menschen mögen.

Aber vielleicht wollen Sie die Vor- und Nachteile einer Beziehung zwischen Unabhängigen und Abhängigen neu überdenken. Es kann sein, dass Sie darüber nachdenken wollen, was es für Ihren Partner bedeutet hat, von Ihnen sehr abhängig zu sein.

Befriedigende und schwierige Beziehungen

Alle Menschen erleben hin und wieder zwiespältige Gefühle in ihrer Beziehung. Auch in den zärtlichsten Beziehungen gibt es Momente des Ärgers oder sogar der Feindseligkeit. Die meisten Beziehungen sind jedoch entweder hauptsächlich befriedigend oder hauptsächlich konfliktbeladen.

War die Beziehung zu Ihrem Partner im Großen und Ganzen befriedigend und ausgeglichen, und haben Sie nur wenig schuldbeladene Erinnerungen, so werden Sie wahrscheinlich besser zurechtkommen als jemand, dessen Partnerschaft konfliktreich war.

Betrachten wir zunächst den Verlust einer befriedigenden Partnerschaft. Bei genauerem Hinsehen werden Sie vielleicht feststellen, dass sich kaum ein Anlass für Reue- oder Schuldgefühle finden lässt, obwohl Sie den Tod Ihres Partners zutiefst betrauern. Sie denken an vieles gern und dankbar zurück. Sie können von sich behaupten, dass Ihr gemeinsames Leben etwas war, an das Sie sich gerne erinnern.

Wenn es in Ihrer Beziehung häufig zu Konflikten kam, kann es passieren, dass Sie sich nach dem Abklingen des ersten Schocks sogar ein wenig erleichtert fühlen. Aber dann kann die Erleichterung von Gewissensbissen abgelöst werden, die Ihnen unverständlich sind. Auch in einer unbefriedigenden Beziehung können Gefühle und Zusammengehörigkeit stark gewesen sein. Eine schwierige Beziehung ist doch immerhin auch eine Beziehung.

Vielleicht haben Sie Schuldgefühle, weil Sie bestimmte Konflikte nicht lösen konnten. Möglicherweise werden Sie von Erinnerungen verfolgt, die Sie am liebsten vergessen würden. Sie wissen zwar, dass es unmöglich ist, aber trotzdem wünschen Sie sich eine zweite Chance, um die Beziehung ganz anders zu gestalten. Manchmal sind die Schuldgefühle so schmerzhaft, dass Sie sie unbewusst unterdrücken und sogar Ihre frühere Feindseligkeit vergessen. Ihre Gefühle werden im wahrsten Sinne des Wortes unerträglich.

Diese Erfahrungen gleichen denjenigen von Kindern aus zerrütteten Familien, wenn man sie aus ihrer Familie herausnimmt und in einer Pflegefamilie unterbringt. Rasch vergessen sie die Misshandlungen und wollen zurück. Sie sind davon überzeugt, dass sie an allen Problemen in der Familie selber schuld sind, und dass alles anders werden wird, wenn sie erst wieder daheim sind.

Der Wunsch nach einer zweiten Chance, obwohl man weiß, dass das unmöglich ist, kann zu Schuldgefühlen, Niedergeschlagenheit, Ängstlichkeit und Sehnsucht nach dem toten Partner führen. Vielleicht entscheiden Sie sich bewusst oder unbewusst dafür, in depressivem Trauern stecken zu bleiben, weil das die einzige Möglichkeit ist, alles wieder gutzumachen. Sie wissen wahrscheinlich sehr wohl, dass das sinnlos ist, aber es kann schwer sein, dieses Gefühl zu überwinden.

Damit es Ihnen wieder besser geht, müssen Sie sich sowohl die guten als auch die schlechten Seiten Ihrer Beziehung ehrlich ins Gedächtnis rufen. Es ist durchaus nicht falsch, Ihre eigenen Fehler in der Beziehung zu bereuen. Wahrscheinlich ist es jedoch so, dass Sie Ihren verstorbenen Partner nachträglich idealisieren, um damit gutzumachen, was Sie ihm oder ihr früher alles Böses gewünscht haben. Möglicherweise kommen Sie auch zum Schluss, dass sämtliche Beziehungsprobleme allein Ihre Schuld waren. Dann ist es jetzt Ihre Aufgabe, die Beziehung einmal rational zu beurteilen. Fragen Sie sich, an welchen Beziehungsproblemen Ihr Partner schuld war. Was konnten Sie an Ihrem Partner nicht leiden? Was haben Sie an ihm geschätzt? Wie viel Verantwortung sollte er tragen? Wie viel davon Sie selbst? Wenn Sie sich alle diese Fragen beantworten, müssten Sie einen Teil Ihrer irrationalen Schuldgefühle loswerden können und damit eher in der Lage sein, sich emotional von Ihrem Partner zu lösen.

Um es kurz zusammenzufassen: wer Sie sind, hängt zum Teil auch mit der Beziehung zusammen, die Sie zu Ihrem Partner hatten. Sie sind nun durch Ihre Erfahrungen im Umgang mit dem Tod Ihres Partners für immer ein anderer Mensch geworden.

Niemals werden Sie Ihre Partnerschaft oder den Verlust dieser Partnerschaft »komplett überwinden«. Das ist nun ein Teil Ihrer Persönlichkeit. Sie werden die Vergangenheit nicht vergessen, auch wenn Sie sich schließlich bereit fühlen, ein neues Leben zu beginnen. Ihre Aufgabe ist es, die Veränderungen, die stattgefunden haben, zu verstehen und zu akzeptieren und Ihr neues Leben angesichts dieser neuen Realität zu entwickeln.

Hilfen für Betroffene

- Überlegen Sie, welche Rolle Ihr Partner in Ihrer Beziehung spielte und was in seinen Verantwortungsbereich fiel. Entscheiden Sie dann, was Sie nun davon zwangsläufig übernehmen müssen und was Sie freiwillig übernehmen können. Vielleicht findet sich eine andere Person, die einen Teil der fakultativen Aufgaben übernehmen kann, und möglicherweise kann einiges auch ganz wegfallen.

- Vermeiden Sie übereilte Entschlüsse, wenn es um größere Geldbeträge geht. Suchen Sie sich einen vertrauenswürdigen Freund, Verwandten oder professionellen Finanzberater, der Ihnen hilft, solche Entscheidungen wohl überlegt zu treffen.

- Bemühen Sie sich um die Aufrechterhaltung von sozialen Kontakten, auch wenn das bedeutet, sich in neue Gruppen vorzuwagen oder neue Freunde zu finden.

- Verdrängen Sie Ihre körperlichen Bedürfnisse nicht und suchen Sie nach Möglichkeiten, damit umzugehen. Manche Menschen halten Massagen bei einer ausgebildeten Fachkraft für eine praktische Lösung. Auch Haustiere wie Hunde oder Katzen, die sich gerne streicheln lassen, können tröstlich sein. Sogar die Pflege von Zimmerpflanzen kann eine Möglichkeit darstellen, einen intensiven Kontakt zu einem lebendigen Wesen zu haben.

- Werden Sie sich über die Verteilung von Abhängigkeit und Unabhängigkeit in Ihrer Ehe oder in Ihrer Beziehung bewusst. Falls Sie sich nun, da Sie allein sind, für persönliche Veränderungen entscheiden, suchen Sie sich die entsprechende Hilfe, um die anstehenden Veränderungen benennen und erreichen zu können.

- Wenn Ihre Beziehung konfliktreich war, arbeiten Sie daran, zu einer realistischen Einschätzung zu kommen. Bemühen Sie sich um Objektivität bei der Klärung von Schuldfragen; nehmen Sie also nicht alles auf sich. Führen Sie sich vor Augen, was Sie an Ihrem Partner mochten und was nicht. Erkennen Sie auch Ihre eigenen Stärken und Schwächen.

- Machen Sie sich klar, dass es Mut, harte Arbeit und Geduld erfordern wird, mit dem Tod Ihres Partners fertigzuwerden. Der Heilungsprozess kann länger dauern als Sie dachten. Sie müssen verstehen, dass das, was geschehen ist, Sie für immer verändert hat.

- Der Schmerz des Trauerns sollte Sie nicht so sehr ängstigen, dass Sie versuchen davor zu fliehen. Indem Sie zum Beispiel einen wilden Aktionismus entwickeln, zu früh eine neue Beziehung eingehen oder große Mengen Medikamente, alkoholische Getränke oder Drogen zu sich nehmen. Am besten gibt man sich dem Schmerz hin und durchlebt ihn ganz – sofern es einem möglich ist.

- Suchen Sie sich eine Selbsthilfegruppe, die speziell für Verwitwete gedacht sind oder für Menschen, die einen Angehörigen gewaltsam verloren haben. Wenn Sie sehen, wie andere überlebt haben, sich verändert haben und wie sie zurechtkommen, wird Ihnen das Mut machen für Ihren eigenen Erholungsprozess.

- Machen Sie sich bewusst, dass Ihnen weitere Verluste bevorstehen, auch wenn diese hoffentlich weniger traumatisch sein werden. Versuchen Sie, Ihre Fortschritte im Trauerheilungsprozess bewusst zu erleben und sich zu merken, was Ihnen in Zukunft dabei hilft.

Kapitel VI

Der Tod eines Elternteils

Tod eines Elternteils während des Erwachsenenalters

Es ist nichts Ungewöhnliches, wenn die Eltern eines Erwachsenen sterben. Die meisten Eltern sterben vor ihren Kindern. Erwachsene Kinder machen sich Gedanken darüber, wann und wie ihre Eltern sterben werden. Sie sind traurig, wenn sie mit ansehen, wie ihre Eltern vergesslich, gebrechlich und immer langsamer werden.

Trotzdem rechnen die wenigsten erwachsenen Kinder damit, dass ihre Eltern plötzlich getötet werden könnten. Sie denken vielleicht darüber nach, was sie ihren Eltern gerne bei Gelegenheit sagen möchten, aber die meisten erwachsenen Kinder schieben dies auf später oder schreiben im besten Fall ein paar liebe Worte auf eine Karte zum Mutter- oder Vatertag. Sie sind ganz sicher, dass irgendwann der richtige Zeitpunkt dafür kommen wird, den Eltern gegenüber ihre Zuneigung und Dankbarkeit für all die lebenslange Unterstützung auszudrücken.

Es ist grundsätzlich schrecklich, wenn ein Elternteil getötet wird. Auch wenn er oder sie bereits 85 oder 90 Jahre alt war, steht den erwachsenen Kindern all der Schrecken bevor, den ich bereits in den vorhergehenden

Kapiteln beschrieben habe. Der Tod eines Elternteils beinhaltet aber noch einige spezielle Aspekte des Trauerns.

Je länger Ihr Vater oder Ihre Mutter gelebt haben, desto mehr gemeinsame Erinnerungen gibt es. Dementsprechend gibt es auch mehr zu bedauern, und zwar sowohl Dinge, die Sie getan, als auch Dinge, die Sie nicht getan haben.

Viele Menschen fallen zurück in eine kindliche Rolle, wenn sie ihre Eltern besuchen, auch wenn sie 30, 40 oder gar 50 Jahre alt sind. Die meisten wünschen sich, sowohl die Höhen als auch die Tiefen des Lebens mit den Eltern zu teilen. Unsere Eltern wollen stolz auf uns sein, auch wenn wir selbst schon erwachsen sind.

Ein wichtiger Teil des Erwachsenwerdens ist »das Loslassen des Rockzipfels«, also unabhängig werden, ein eigenes Leben führen. Aber auch derjenige, dem dies gut gelingt, weiß, dass ein Teil seiner selbst immer das Kind seiner Eltern bleiben wird.

Deshalb kann ein erwachsenes Kind sich plötzlich aller Fürsorge und Orientierungshilfe beraubt fühlen, wenn ein Elternteil stirbt, besonders, wenn dessen Tod unerwartet und gewaltsam war.

Sie haben eine einzigartige Beziehung zu Ihrem Partner, die Ihnen Liebe und Fürsorge bieten kann. Auch Ihr Kind liebt sie auf eine ganz besondere Weise. Vielleicht wird Ihnen nach dem Tod Ihres Vaters oder Ihrer Mutter bewusst, dass Sie von dieser Seite mehr Zuwendung bekommen haben, als Sie dachten. Der Tod eines Elternteils kann Ihnen ein Gefühl der Unsicherheit vermitteln.

Ein anderes Problem in diesem Zusammenhang betrifft die Würde. Sie haben sich einen würdevollen

Tod für Ihre Eltern gewünscht. Sie wollten von Ihren Eltern sagen können, dass sie ein gutes und erfülltes Leben geführt haben und im Kreis der Familie sanft entschlafen sind. Nach allem, was Ihre Eltern Ihnen und anderen Menschen in ihrem Leben gegeben haben, schien dies wichtig zu sein.

Zwar ist der Zeitpunkt des Todes in den seltensten Fällen »richtig«, aber es ist sicherlich auf gar keinen Fall richtig, wenn Ihr Elternteil als Opfer unnötiger Gewalt oder Fahrlässigkeit stirbt. Auch wenn Ihr Elternteil in irgendeiner Weise selbst fahrlässig gehandelt hat oder für das Geschehen verantwortlich ist, scheint es doch nicht richtig, dass ein langes Leben in einem kurzen Moment plötzlich ausgelöscht werden konnte.

Eine dritte Schwierigkeit liegt in dem plötzlichen Wechsel der Generationen. Vorher gehörten Sie zur mittleren Generation. Sie hatten noch beide Eltern oder wenigstens noch einen Elternteil. Vielleicht haben Sie Kinder oder Sie planen wenigstens, irgendwann welche zu haben. Ganz plötzlich, von einer Minute auf die andere, gehören Sie zur »älteren« Generation. Sie betrachten jetzt vielleicht zum ersten Mal Ihre Kinder als Erben – so wie auch Sie nun zwangsläufig ein Erbe antreten müssen. Sie fühlen sich weder weise noch erfahren genug, diese Rolle auszufüllen. Somit betrauern Sie sogar als Erwachsener den Verlust von Unschuld und Abhängigkeit. Sie haben einen Elternteil verloren, auf den Sie sich stützen konnten, und fühlen sich deshalb vielleicht zu einer Reife gezwungen, zu der Sie noch nicht bereit sind.

Wie bei allen Todesfällen hängt Ihre Reaktion von vielen Dingen ab: wie Sie mit anderen Verlusten umgegangen sind, wie viel seelische Unterstützung Sie während des Trauerns erhalten und wie Sie mit Versicherungen, Testament, Gerichtsverhandlungen und ähnlichem zurechtkommen. War Ihr Elternteil geschieden oder verwitwet und hat er oder sie kein Testament hinterlassen, kann es mit Ihren Geschwistern zu belastenden Querelen um den Besitz des Verstorbenen kommen.

Wie Sie trauern, hängt vor allem davon ab, welche Beziehung Sie zu Ihrem Vater oder Ihrer Mutter hatten. Je besser das Verhältnis war, desto geringer sind die Gefühle des Bedauerns und der Schuld. Wenn Sie allerdings von Ihrem Elternteil sehr abhängig waren, können Sie sich trotzdem sehr verunsichert und verloren fühlen. Sie empfinden vielleicht eine tiefe, unmöglich zu stillende Sehnsucht nach Ihrem Vater oder Ihrer Mutter. Sie können sich irgendwie zu schwach fühlen, ohne Ihren Vater oder Ihre Mutter weiterzuleben.

Wenn Sie ein problematisches Verhältnis zu Ihrem Elternteil hatten, können sich daraus für Sie größere Schwierigkeiten ergeben. Viele Kinder, ob jung oder bereits erwachsen, glauben, dass Streitigkeiten mit den Eltern allein ihre eigene Schuld sind. Sogar misshandelte Kinder versuchen manchmal ihr ganzes Leben lang, den Erwartungen der Eltern zu entsprechen. Sie hoffen, eines Tages herauszufinden, was sie tun oder sagen müssen, damit die Eltern zufrieden und stolz sind.

Wenn Sie nicht gut mit Ihrem Elternteil ausgekommen sind, haben Sie vielleicht Schuldgefühle, weil Sie sich nicht stärker darum bemüht haben, die Probleme zu lösen. Sie haben womöglich eine unwahrscheinliche Wut auf denjenigen, der für den Tod Ihres Vaters oder

Ihrer Mutter verantwortlich ist, weil Ihr Wunsch nach einer Verbesserung des Verhältnisses so abrupt zunichte gemacht wurde.

Wenn Sie Ihre Vergangenheit innerlich vor sich Revue passieren lassen und dabei feststellen, dass Sie sich während einer langen Zeit schlecht gefühlt haben, dann können solche negativen Gefühle nach dem Tod Ihres Elternteils wieder auftauchen. Sie brauchen vielleicht professionelle Beratung, wenn Sie sich sehr schuldig und leer fühlen, weil Sie den Tod Ihres Elternteils irgendwie mit Ihren negativen Gefühlen in Verbindung bringen. Eine professionelle Beratung kann Ihnen dabei helfen, die Rationalität oder Irrationalität Ihres Denkens zu erkennen.

Den meisten Erwachsenen, deren Vater oder Mutter getötet wurde, sind die erwähnten Gefühle zumindest teilweise vertraut. Es ist wichtig, sich damit auseinander zu setzen und sich die Zeit und Ruhe zu nehmen, um sowohl den Verlust zu betrauern als auch das Positive zu erinnern. Einen dieser Aspekte auszulassen würde bedeuten, einen Teil Ihres Traumas auszuklammern.

Die Gesellschaft kann es Ihnen schwer machen, den Verlust eines Elternteils zu betrauern. Mehr als in jeder anderen Altersgruppe wird von Ihnen erwartet, recht bald »mit dem Leben weiterzumachen«, weil es »natürlich« sei, dass Erwachsene ihre Eltern verlieren.

Vielleicht müssen Sie feststellen, dass sogar Ihre besten Freunde Sie nur ungern fragen, wie es Ihnen geht, und sich schwer tun, das Ausmaß Ihres Trauerns anzuerkennen. Wären Sie ein Kind, das seine Eltern verloren hat, würde man Sie eine Waise nennen, und alle möglichen Leute würden sich um Sie Sorgen machen. Wäre Ihr Ehepartner getötet worden, würde man Sie Witwe oder Witwer nennen, und Freunde und Bekannte würden für Sie da sein, wenn Sie darum bitten. Aber es gibt kein Wort für das erwachsene Kind, dessen Vater oder Mutter ums Leben gekommen ist. Die Gesellschaft fordert rasches Vergessen, auch wenn Ihr Elternteil einen plötzlichen, würdelosen und unnötigen Tod gestorben ist.

Tod eines Elternteils während der Kindheit

Das Trauern von Kindern wurde bereits im Kapitel über den Geschwistertod ausführlich besprochen. Die Reaktionen von Kindern auf den Tod eines Elternteils und auf den Tod von Bruder oder Schwester sind einander nicht unähnlich.

Wie beim Tod von Geschwistern hängt auch die Wirkung, die der Tod eines Elternteils auf das Kind hat, stark vom Entwicklungsstadium des Kindes ab. Kinder sind nach dem Tod von Eltern oder Geschwistern anfällig für psychologische Probleme. Niemand weiß mit Bestimmtheit zu sagen, warum manche Kinder besser damit zurechtkommen als andere. Wie gut der verwitwete Elternteil oder eine andere Betreuungsperson für das Kind sorgt, kann sich als der entscheidende Faktor erweisen. Bei den meisten Kindern, die den Tod schon als etwas Dauerhaftes begreifen, ist Angst um das eigene Überleben die erste Reaktion auf den Tod von Vater oder Mutter. Sie können sich nicht vorstellen, dass irgendjemand anderer sie ins Bett bringt, aufweckt, sie füttert und anzieht. Die Unsicherheit eines verwaisten erwachsenen Kindes wurde bereits angesprochen. Für ein kleines Kind ist dieses Gefühl der Verletzlichkeit noch sehr viel größer.

Außerdem kann das hinterbliebene Kind Angst vor dem eigenen Tod bekommen. Wenn ein Elternteil plötzlich und grundlos verschwinden kann, so kann dies theoretisch doch auch dem Kind passieren.

Vor allem vor der Pubertät neigen Kinder dazu, ihre Eltern für allwissend zu halten. Ein verwaistes Kind muss schlagartig die Tatsache begreifen, dass der Elternteil weder klug noch stark genug war, seinen Tod zu verhindern. Wenn Eltern ums Leben kommen können, kann dies dem Kind sicher auch passieren.

Schuldgefühle sind eine dritte häufige Komponente der kindlichen Trauer. Kinder wissen, dass sie ihre Eltern geärgert haben. Sie waren wütend auf ihre Eltern, weil sie bestraft worden sind. Sie fragen sich vielleicht, ob der Tod von Vater oder Mutter ihre Schuld war. Wenn ihr Verhalten die Eltern geärgert hat, dann hat es vielleicht auch den Tod des Elternteils herbeigeführt. Ein Kind, dass so etwas glaubt, kann sich zutiefst schuldig fühlen und sich überlegen, ob es wohl zur Strafe auch sterben muss.

Vertrauen ist die Grundlage für die seelische Entwicklung eines Kindes. Wird ein Kind gefüttert, wenn es Hunger hat, wird es frisch gewickelt, wenn die Windel nass ist, und bekommt es Aufmerksamkeit, wenn es sich alleine fühlt, dann trifft es, lange bevor es überhaupt sprechen kann, die Entscheidung, dass das Leben schön und die Welt sicher ist, und dass seine Bedürfnisse zuverlässig befriedigt werden. Seine weitere emotionale Entwicklung beruht auf dieser Grundlage.

Dieses Vertrauen kann durch den plötzlichen Tod eines Elternteils erschüttert werden, obwohl das nicht so sein muss. Die Situation verschlimmert sich erheblich für das Kind, weil die meisten oder sogar alle erwachsenen Familienmitglieder selbst völlig am Boden zerstört sind. Der verwitwete Ehepartner, die Großeltern, Tanten, Onkel und Freunde der Familie stehen womöglich alle unter Schock und sind so sehr mit ihrem eigenen Trauern beschäftigt, dass sie den Kindern keine Zuversicht vermitteln können.

Ein Kind, das von einem Betreuer zum anderen geschoben wird, kann das Gefühl bekommen, emotional alleingelassen zu sein. Es fühlt sich vielleicht körperlich vernachlässigt und seelisch im Stich gelassen. Es glaubt nicht länger daran, dass seine Bedürfnisse befriedigt werden. Auch wenn es den Tod noch nicht völlig versteht, so ist ihm doch klar, dass die Menschen in seiner nächsten Umgebung geschwächt sind und nicht wissen, was sie tun sollen.

Darum ist es wichtig, dass für das Kind rasch ein sicheres und zuverlässiges Betreuungssystem auf die Beine gestellt wird. Das ist keine einfache Aufgabe, denn kein Außenstehender kann die Elternpflichten hundertprozentig erfüllen. Aber erst wenn das Kind weiß, dass es jemandem vertrauen kann, der es füttert, anzieht, wäscht und lieb hat, kann es an der Trauer in der Familie teilhaben. Andernfalls werden Angst ums nackte Überleben, Rückzug und Wut das Verhalten des Kindes bestimmen.

Ebenso wichtig ist, dass ein Erwachsener, dem das Kind vertraut, den Tod von Vater oder Mutter erklärt. Ist die Todesursache bekannt, sollte man sie ehrlich und mit einfachen Worten erläutern, die dem Entwicklungsstand des Kindes entsprechen. Die Betreuungsperson sollte die Wahrheit sagen und die Fragen des Kindes beantworten. Haben Sie den Eindruck, dass das Kind sich schuldig fühlt oder besonders ängstlich und unruhig ist, sollten diese Ängste dem Kind durch Fragen entlockt werden. Das Kind muss verstehen, dass der Tod des Elternteils nicht seine Schuld ist und dass es nicht zur Strafe auch sterben wird.

Werden bei diesem Thema nicht alle Missverständnisse aufgeklärt, kann das Kind ängstlich und wütend werden, weil sein Leben außer Kontrolle geraten ist. Ein Kind wird jedoch nicht nur die schwere Situation ertragen können, sondern sich auch gesund entwickeln, wenn es sicher sein kann, dass der Todesfall nicht seine Schuld war und dass es nicht ebenfalls bald sterben muss.

Es muss jedoch daran erinnert werden, dass das älter werdende Kind den Tod des Elternteils möglicherweise immer und immer wieder aufs Neue betrauern wird, je nach seiner aktuellen Entwicklungsstufe. Für ein Kind, das einen Elternteil verloren hat, können die Veränderungen, die im Laufe seines Lebens eintreten und die im Normalfall schon belastend genug sind, sogar noch schwieriger sein. Die Pubertät, die Wiederheirat des verwitweten Elternteils, der Auszug aus dem Elternhaus und weitere Todesfälle von Angehörigen können sehr problematisch sein.

Vorschläge für Erwachsene, deren Vater oder Mutter getötet wurde

- Seien Sie darauf gefasst, dass – wenn überhaupt – nur wenige Menschen das Trauma verstehen werden, das Sie nach dem Tod eines Elternteils durchleben.

- Suchen Sie nach Möglichkeiten, Ihrem Vater oder Ihrer Mutter die Würde wiederzugeben, die dem Sterben fehlte. Gründen Sie eine Stiftung, um das Andenken an Ihren Elternteil zu würdigen. Schreiben Sie eine Denkschrift oder ein Gedicht über das Leben Ihres Elternteils und zeigen Sie den Text anderen Menschen.
- Wenn die Beziehung zu Ihrem Elternteil problematisch war, schreiben Sie ihm oder ihr Briefe, in denen Sie Ihre Gefühle ausdrücken. Schreiben Sie an sich selbst auch einen Brief aus der Perspektive Ihres Elternteils, in dem Sie seine oder ihre Sicht der Dinge darlegen. Diese Briefe ergeben zusammen ein »Tagebuch der Trauerarbeit«, das Ihnen beim Trauerheilungsprozess helfen kann. Es kann Ihnen dabei helfen herauszufinden, wie viel Schuldgefühle angemessen sind. Suchen Sie einen Therapeuten auf, wenn Sie es nach wie vor für unmöglich halten, das Verhältnis zu Ihrem Vater oder Ihrer Mutter sachlich zu betrachten.

Vorschläge für verwitwete Ehepartner oder andere Betreuungspersonen von verwaisten Kindern

- Halten Sie für das Kind einen möglichst stabilen und gleichmäßigen Tagesablauf aufrecht.
- Sorgen Sie dafür, dass das Kind weiter wie gewohnt erzogen wird.
- Man sollte jemanden darum bitten, für mehrere Wochen oder Monate ins Haus zu kommen, um einen Teil der Elternpflichten zu übernehmen, wenn der verwitwete Elternteil so ausschließlich mit sei-

nem Trauern beschäftigt ist, dass das Kind und seine Bedürfnisse zum Störfaktor werden. Das ist besser, als das Kind fortzuschicken, weil es sich dann noch verlassener und ängstlicher fühlen wird.

- Suchen Sie bei einem Kind nicht Trost wie bei einem Erwachsenen. Zwar kann gemeinsames Trauern Sie einander näher bringen, aber das Kind wird Ihre Bedürftigkeit spüren, wenn Sie sich zu sehr auf es stützen. Für ein Kind ist das eine zu große Belastung.
- Achten Sie bei Ihrem Kind auf anhaltende Ängste, Sorgen, Schuldgefühle oder Wut. Verhaltensweisen wie regelmäßige Wutausbrüche oder übertriebene Anhänglichkeit und Tagträumerei, die an die Stelle von Aktivitäten in der Schule oder im Elternhaus tritt, können versteckte Hilfeschreie sein. Bemühen Sie sich gegebenenfalls um eine Therapie für Ihr Kind.

Kapitel VII

Selbsttötung

Nach der Selbsttötung eines geliebten Menschen fühlen Sie sich geschockt, unendlich traurig, schuldig, wütend und verwirrt, und diese Gefühle sind möglicherweise wesentlich heftiger, als Sie es jemals für möglich gehalten haben. Die Reaktionen auf eine Selbsttötung gleichen den Reaktionen auf einen Mord oder auf einen anderen gewaltsamen Tod; in einigen Aspekten unterscheiden sich jedoch.

Genau wie ein gewaltsamer Tod beendet die Selbsttötung plötzlich und unwiderruflich das Leben eines geliebten Menschen. Vielleicht wünschen Sie sich, Sie hätten noch einmal gesagt »Ich hab' dich lieb« oder »Es tut mir Leid« oder »Auf Wiedersehen«. Sie quälen sich vielleicht damit, dass Sie einen eventuell vorhandenen Abschiedsbrief nicht beantworten können.

Bei Teenagern nehmen die Suizide alarmierend zu. In Europa ist bei der Altersgruppe der Sechzehn- bis Fünfundzwanzigjährigen die Selbsttötung die zweithäufigste Todesursache, an erster Stelle steht bei dieser Altersgruppe der Unfalltod. Generell sind die Suizidraten bei den Männern höher als bei den Frauen. Die Personen, die sich das Leben nehmen, sind sehr oft älter als 50 Jahre. Diese Informationen werden Sie jedoch kaum trösten. Wahrscheinlich konzentrieren Sie sich mehr auf Ihre starken und verwirrenden Gefühle als auf Tatsachen.

Manche Menschen nehmen sich auf recht grausame Art und Weise das Leben, während andere sich für eine Überdosis Tabletten, das Einatmen von giftigen Gasen oder andere weniger gewaltsame Formen entscheiden. Es kann für diejenigen Menschen, die Sie trösten wollen, von großem Interesse sein, wie und warum es passiert ist. Für Sie selbst ist aber wohl das Wichtigste, dass ein geliebter Mensch nicht mehr am Leben ist. Auch Sie werden sich zwar nicht sofort, aber mit der Zeit mehr auf die Fakten konzentrieren.

Vielen Menschen ist es ein Bedürfnis, das Wieso und Warum einer Selbsttötung zu verstehen. Man fühlt sich weniger verletzlich, wenn man den Grund dafür verstehen kann. Der Suizid ergibt einen Sinn, wenn man feststellt, dass jemand anderes die Schuld trägt, dass jemand »die Warnsignale nicht erkannt hat«, dass es einen nachvollziehbaren Grund für den Suizid gab. Dann erscheint es wenig wahrscheinlich, dass dies auch einem selbst oder einem Angehörigen passieren kann. Versuchen Sie also, mit solchen Fragen geduldig umzugehen, aber wenn Sie darauf keine Antwort geben wollen, so sagen Sie einfach: »Ich weiß dein Interesse zu schätzen. Vielleicht kann ich eines Tages über das »wie« und »warum« reden. Aber im Moment bin ich einfach nur traurig und sehr einsam. Alles andere ist mir zu viel.«

Nichtwahrhabenwollen und Verwirrung

> *Das muss ein Irrtum sein. Er kann sich nicht umgebracht haben. Das würde er mir nicht antun.*
>
> ANNE SEYMOUR, DIE EINEN GUTEN FREUND DURCH SUIZID VERLOREN HAT

Das Schlimmste an einer Selbsttötung ist die Tatsache, dass der geliebte Mensch sich selbst dafür entschieden hat. Das ist vielleicht der Grund für Ihr Nichtwahrhabenwollen. Es kann einfach nicht sein, dass er oder sie so verzweifelt war oder sich so ungeliebt und hoffnungslos gefühlt hat, dass Selbsttötung die einzige Rettung zu sein schien. Verwirrung und Bestürzung können Sie einhüllen, wenn Sie versuchen, sich mit der Tat auseinander zu setzen. Sie werden niemals alle Faktoren kennen, die zum Entschluss des geliebten Menschen beigetragen haben.

Manche Menschen finden Trost darin, dass der Suizid eine selbstgewählte, freie Entscheidung war. Inmitten all der Traurigkeit und Verwirrung finden Sie Trost darin, dass das Opfer selbst »die Verantwortung trägt« und eindeutig beschlossen hatte, seinem Leben ein Ende zu setzen. Wenn das Opfer große körperliche oder seelische Schmerzen zu erleiden hatte, kann der Suizid sogar ein Gefühl der Erleichterung hervorrufen. Aber da jede Selbsttötung anders ist und so auch jede Reaktion darauf, können nur Sie selbst entscheiden, ob es irgendein Gefühl der Erleichterung für Sie gibt. Wenn andere Menschen die Auffassung vertreten, dass Sie sich erleichtert fühlen sollten, antworten Sie ihnen, dass Sie allein über Ihre Gefühle entscheiden.

Wut

> *Ich bin so wütend auf ihn, dass ich ihn umbringen könnte! Ich bin wütender auf ihn als auf den betrunkenen Autofahrer, der mein Patenkind getötet hat, denn dieser Typ war schließlich ein Fremder.*
>
> Anne Seymour

Es ist höchst unwahrscheinlich, dass der geliebte Mensch sich das Leben genommen hat, um Sie zu verletzen oder um Ihnen etwas heimzuzahlen, obwohl so etwas natürlich manchmal vorkommt. Das Opfer hat sich wahrscheinlich das Leben genommen, weil es keinen anderen Ausweg aus seinen Schmerzen und Qualen gesehen hat. Der geliebte Mensch war vielleicht so besessen von seiner überwältigenden körperlichen, seelischen und geistigen Qual, dass er sich deshalb einfach entschieden hat, sein Leben zu beenden, weil er diesem Schmerz entfliehen wollte. Es kann auch sein, dass das Opfer in sich gekehrt und deprimiert war und die Welt um sich herum nur noch wie in einem Tunnel wahrnahm. Die Probleme in seinem Leben hatten vielleicht sehr bedrohliche Ausmaße angenommen, und es schien keinen anderen Ausweg mehr zu geben. Der geliebte Mensch hat sich wahrscheinlich so sehr auf sich selbst konzentriert, dass er sich um andere Menschen kaum Gedanken machte.

In manchen Fällen ist der Suizid ein Mittel der Manipulation. Ihr Ärger kann sehr heftig werden, wenn Sie das Gefühl haben, dass der geliebte Mensch sich umgebracht hat, um Ihnen damit etwas zu beweisen, was man auch anders hätte beweisen können. Hat sie denn fälschlicherweise geglaubt, dass keiner sie liebt? Hat sie es getan, um Ihnen etwas klar zu machen? Hat sie gedacht, sie sei zu schwach, um mit Enttäuschungen und anderen Problemen im Leben fertigzuwerden? Hat sie nicht gesehen, wie schmerzlich unfair die Tat für Sie sein würde? Hat sie nicht an Ihren Schmerz und an den bleibenden Schaden gedacht, den Sie erleiden, wenn Sie versuchen, den Scherbenhaufen zusammenzukehren? Diese Fragen gehen Ihnen dauernd durch den Kopf.

Vielleicht sind Sie auch auf sich selbst wütend. Sie quälen sich und grübeln über Anzeichen nach, die Sie nicht wahrgenommen haben oder die Sie nicht ernst genug genommen haben. Sie haben sich immer für einen fürsorglichen Menschen gehalten, aber jetzt fühlen Sie sich beschämt und gedemütigt, weil Sie dies haben geschehen lassen. Sie kommen zu dem Schluss, dass Sie den geliebten Menschen nicht so gut gekannt haben, wie Sie dachten. Ihre Gefühle füreinander sind nun in Frage gestellt, und Ihre Selbstachtung kann ins Wanken kommen.

Vielleicht sind Sie auch wütend auf andere Menschen, die Ihnen jetzt die Schuld in die Schuhe schieben wollen. Denken Sie daran, dass Menschen, die dem geliebten Menschen weniger nahe standen als Sie, möglicherweise nach Antworten suchen. Oft ist die erstbeste Vermutung die, dass Sie als Vater oder Mutter, Ehepartner, Liebhaber, Kind oder Freund versagt haben. Was für eine Ungerechtigkeit! Überdies erhofft man von Ihnen, dass Sie der sinnlosen Tat einen Sinn geben. Sicherlich hätte sogar das Opfer selbst nicht genau erklären können, warum es sich für den Suizid entschieden hat. Darum kann man auch von Ihnen keine solche Erklärung verlangen, unabhängig davon, wie gut Sie das Opfer kannten und wie sehr Sie ihn oder sie liebten.

Ihr Trauern wird wesentlich erschwert, wenn Sie versuchen, Ihre Wut zu unterdrücken. Wut ist eine vernünftige und angemessene Reaktion auf das, was passiert ist. Vielleicht entscheiden Sie sich, andere nicht mit Ihrer Wut zu behelligen. Trotzdem müssen Sie sich mit Ihrer Wut auseinander setzen und sie zum Ausdruck bringen, und zwar am besten denjenigen Menschen gegenüber, die Sie gut kennen und die Ihre Gefühle akzeptieren können. Wie bereits zuvor in diesem Buch dargestellt, führt das Aus- und Durchleben von Gefühlen sehr viel schneller zu einer Erleichterung als das Unterdrücken der Gefühle.

Wenn eine gewisse Zeit verstrichen ist und Sie Ihre Wut abgelassen haben, werden Sie die Situation auch realistischer einschätzen können. Setzen Sie sich mit Hilfe eines wohlmeinenden Freundes oder eines Therapeuten mit den positiven und negativen Seiten des geliebten Menschen und auch mit der Beziehung auseinander. Finden Sie heraus, wie rational Ihre Selbstbeschuldigungen sind, und versuchen Sie, irrationale Gefühle der Mitschuld loszuwerden. Das braucht seine Zeit und ist ein hartes Stück Arbeit. Seien Sie deshalb geduldig mit sich selbst.

Schuldgefühle

Wenn der geliebte Mensch vor seiner Selbsttötung vergeblich versucht hat, Sie zu erreichen, haben Sie vielleicht die allergrößten Schuldgefühle. Sie mögen davon überzeugt sein, dass der Suizid hätte verhindert werden können, wenn Sie nur da gewesen wären. Sie haben womöglich Schuldgefühle, weil Sie dem geliebten Menschen nicht die Schusswaffe, das Seil, die Tabletten oder das Auto weggenommen haben, oder womit immer er sich umgebracht hat. Handelte es sich dabei um etwas, was Sie dem Opfer gegeben oder gekauft haben, können Sie zu dem irrationalen Schluss kommen, dass der Suizid ganz allein Ihre Schuld ist. Schuldgefühle können auch entstehen, wenn man nach einem Suizid eine gewisse Erleichterung verspürt. Religiöse Erziehung oder Moralvorstellungen sind nicht immer leicht mit dem Gefühl der Erleichterung zu vereinbaren.

Erfahrungen einer Trauernden

Eine Frau schrieb folgenden Text nach der Selbsttötung eines geliebten Menschen:

> *Ich verließ das Krankenhaus wie ein Zombie und ich kann mich kaum daran erinnern, wie ich die 50 Kilometer nach Hause gefahren bin. Mein Auto wurde bald zu dem Ort, wo ich mich abreagieren konnte. Dort konnte ich weinen und schreien, ohne jemanden zu stören. Also schrie ich. Die Schreie klangen unheimlich, wie von einem verwundeten wilden Tier. Ich hatte keine Ahnung, woher sie kamen oder zu wem sie eigentlich gehörten. Ich wusste nur, dass sie heraus mussten.*
> *Jede Woche fuhr ich zum Therapeuten. Ich fuhr an lächelnden Menschen vorbei, und fragte mich, was es wohl zu lächeln gab. Ich wurde von Selbstvorwürfen verfolgt. Ich fühlte mich wie eine Ratte im Labor von Elisabeth Kübler-*

Ross. Gefangen in einem Trauerlabyrinth ohne Ausgang, prallte ich von einem Versuchsstadium zum anderen und wieder zurück. Jeden Monat machte ich eine Wallfahrt zu dem abgelegenen Hügel, wo seine Asche verstreut worden war. Ich stand auf diesem Hügel und schrie: »WARUM?«

Wenn ich im Wartezimmer der therapeutischen Beratungsstelle saß, konnte ich die anderen Patienten beobachten und mich in ihren individuellen Schmerz hineinversetzen. Ich hatte zwar früher als Sozialarbeiterin gearbeitet, aber das hier war ein neues Kapitel von Einfühlungsvermögen. »Sie« waren nicht mehr getrennt von »mir«. Es gab »uns« – die Conditio humana war der gemeinsame Nenner.

Es dauerte vier Monate, bis ich anfing loszulassen. Plötzlich wurde mir bewusst, wie das Sprechzimmer des Therapeuten wirklich aussah. Die Zimmerpflanzen und die Möbel hatte ich vorher nicht wahrgenommen und dachte, sie wären neu. Wieder zu Hause legte ich im Garten einen Weg aus Ziegelsteinen und Kieseln an und fühlte mich zum ersten Mal seit Monaten gut. Ich erinnerte mich dunkel daran, dass Depression blockierte Kreativität ist. Mein Gehweg kam mir wunderschön vor.

Die wöchentlichen Besuche beim Therapeuten dauerten neun Monate. Am Ende sah ich ein, dass »Warum?«-Schreie auf einem Hügel so wenig Sinn haben wie die Wutausbrüche eines Dreijährigen. Dann lag ich eines Nachts in der Badewanne, schaute an die Wand und bewun-

derte ein großes Stickmustertuch, dass meine Tochter angefertigt hatte. Ich hatte es vor Jahren rahmen lassen und hielt es für eine ziemlich Leistung für eine Vierzehnjährige. Ich hatte den Spruch oft gelesen. Es war das altbekannte Gelassenheitsgebet: »Gott gebe mir die Gelassenheit, die Dinge hinzunehmen, die ich nicht ändern kann, den Mut, die Dinge zu ändern, die ich ändern kann, und die Weisheit, das eine von dem anderen zu unterscheiden.«
Ich dachte einen Augenblick nach: »Was bedeutet das wohl, die Weisheit, das eine von dem anderen zu unterscheiden?« Plötzlich fiel es mir ein: Es bedeutet, seine eigenen Grenzen zu kennen und sie akzeptieren zu können.
So sehr ich es mir auch gewünscht hätte, so konnte ich nicht für ihn die Entscheidung zum Weiterleben treffen. Aus Respekt vor ihm ließ ich es schließlich gelten, dass es ganz allein seine Entscheidung war und dass es eine menschliche Entscheidung war. Wenn die Menschen nicht vollkommen sind, dann sind auch ihre Entscheidungen nicht vollkommen. Wer bin ich denn, dass ich jemanden verurteilen dürfte? Ruhe in Frieden. Alles wird am Ende vergeben.
B.H.B.

Unter den Menschen gibt es die beinahe schon angeborene Überzeugung, dass man seine Angehörigen beschützen müsse. Obwohl das unmöglich und unvernünftig ist, ist es doch schwer, von dieser Idee loszukommen. Sie können nicht die volle Verantwortung für eine Tat übernehmen, zu der sich ein anderer entschlossen hat.

Vermutlich hätte man nur wenig tun können, um dem Opfer von seiner geplanten Selbsttötung abzuraten. Wenn Sie nicht da waren, als der geliebte Mensch Hilfe suchte, hätte er sich sicher an jemand anderes gewandt, wenn er sich wirklich von seinem Vorhaben hätte abbringen lassen wollen. Eventuelle Warnsignale waren wahrscheinlich hinter mehrdeutigen Anspielungen versteckt. Wäre keine Schusswaffe im Haus gewesen, hätte das Opfer eben ein Seil oder eine andere Tatwaffe genommen.

Um Ihre Schuldgefühle zu bewältigen, müssen Sie aufhören, sich auf Ihre Gefühle zu konzentrieren, und sich um vernunftbetontes Denken bemühen. Sie müssen verstehen, dass es sich bei einem Suizid um eine höchst vielschichtige Angelegenheit handelt und dass die Tat an sich nur ein Teil davon war. Viele äußere und innere Einflüsse kommen zusammen, wenn sich ein Mensch dazu entscheidet, sich das Leben zu nehmen.

Versuchen Sie zu bestimmen, wie viel Verantwortung Sie tatsächlich tragen. Ihr Anteil ist wahrscheinlich gering, wenn überhaupt vorhanden. Wie alle Menschen sind auch Sie nicht vollkommen. Sie müssen sich selbst nur diejenigen Fehler vergeben, die Sie tatsächlich gemacht haben. Wahrscheinlich werden Sie feststellen, dass Sie nach bestem Wissen und Gewissen gehandelt haben. Den größten Teil der Verantwortung trägt das Opfer selbst, das sich zur Tat entschieden hat.

Stigma

Die Öffentlichkeit tut sich nach wie vor schwer mit Suiziden. Manche Menschen glauben, dass nur geistig oder seelisch Kranke sich das Leben nehmen und dass diese Krankheiten vererbt werden. Daraus schlussfolgern sie vielleicht, dass auch Sie – als Angehöriger des Opfers – gefährdet sind und für Freundschaften ein unkalkulierbares Risiko darstellen. Manche Menschen glauben, dass Suizid einzig und allein etwas mit dem sozialen Umfeld zu tun hat, dass entweder Sie oder jemand anderes Ihren Angehörigen »dazu getrieben hat«. Vielleicht geht man Ihnen wegen der Tat, Ihrer Familiengeschichte oder Ihrem persönlichen Lebensstil aus dem Weg. Um diese Stigmatisierung zu vermeiden, ziehen es manche Menschen vor, nicht die Wahrheit über die Selbsttötung zu sagen. Sie reden von einem Unfall oder von einer natürlichen Todesursache. Das mag zwar anfangs einen gewissen Trost bieten, kann aber auf die Dauer das Trauern erschweren. Wie bereits geschildert, ist ein Suizid mit viel Verwirrung verbunden. Wenn man sich dazu entscheidet, über die Selbsttötung nicht die Wahrheit zu sagen, kommt zu dieser bereits vorhandenen Verwirrung noch eine zusätzliche Belastung, weil man nach außen hin etwas anderes erzählt, als man es in seinem Inneren weiß. Es ist zwar traurig, dass man Ihnen als Angehörigem oder Freund des Opfers vielleicht aus dem Weg geht, aber das ist der Heimlichtuerei immer noch vorzuziehen. Um es einfach auszudrücken: Wer mit Lügen lebt, wird krank. Er bekommt körperliche Beschwerden und wird depressiv. Über die Lügengeschichte will er nicht sprechen, und über die Wahrheit kann er nicht sprechen.

Die beste Empfehlung für den Heilungsprozess ist es, offen über das Geschehen zu sprechen und mit vertrauenswürdigen und verständnisvollen Freunden und Angehörigen aufrichtig über seine Gefühle zu reden.

Ein Geistlicher oder ein Therapeut kann Ihnen Trost zusprechen, und es mag sinnvoll sein, diese Art von Hilfe in Anspruch zu nehmen, auch wenn es nicht unbedingt erforderlich ist.

Zum zweiten Mal Opfer werden

Zeitungsreporter, Leichenbeschauer, Mitarbeiter von Versicherungsgesellschaften, Polizeibeamte und Juristen suchen nach einer Antwort auf ihre Fragen zum Suizid, und es kann Ihnen dann so vorkommen, als ob Ihre moralische Integrität und Ihr Charakter nochmals herausgefordert werden sollen. Wenn Sie dem Opfer sehr nahe standen oder wenn Sie durch diesen Todesfall eine Erbschaft antreten oder eine Versicherungssumme ausbezahlt bekommen, so kann es passieren, dass man Sie des Mordes oder der Beihilfe zum Suizid verdächtigt. Obwohl man Ihnen momentan eigentlich mit Respekt und Mitgefühl begegnen sollte, werden Sie möglicherweise mit Anschuldigungen konfrontiert, die Ihre Schuldgefühle noch vergrößern und Ihr Selbstwertgefühl noch weiter zerstören können.

Einmal unabhängig davon, wie man Sie behandelt, liegt es in Ihrem eigenen Interesse, mit diesen Leuten zusammenzuarbeiten und sich klar zu machen, dass es deren Aufgabe ist, Fakten zusammenzutragen. Die meisten haben keine spezielle Schulung im Bereich Trauerarbeit nach einer Selbsttötung, und häufig haben sie Angst davor, mit Gefühlen umzugehen.

Besonders dann, wenn das Opfer in der Gemeinde wohl bekannt war und wenn sich rund um den Todesfall irgendwelche Geheimnisse ranken, können die Journalisten zu einer unersättlichen Plage werden. Sie haben das uneingeschränkte Recht, nicht mit ihnen zu sprechen, wenn Sie es nicht wollen. Allerdings kann die Antwort »Kein Kommentar« der Tat einen noch geheimnisvolleren Anstrich verleihen. Darum ist es normalerweise sinnvoll, ein oder zwei Sätze zu sagen, zum Beispiel: »Wir trauern sehr um unseren Angehörigen und haben uns entschieden, zurzeit keinen öffentlichen Kommentar abzugeben.« Eine solche Verlautbarung kann der Presse auch schriftlich übermittelt werden.

Die rechtlichen Verwicklungen, die durch einen Suizid entstehen, können äußerst komplex sein. Manche Versicherungsgesellschaften sind stark daran interessiert, einen tödlichen Unfall oder einen Mord als Selbsttötung zu klassifizieren, um die Versicherungssumme nicht auszahlen zu müssen. Erben können sehr erpicht darauf sein, die Unzurechnungsfähigkeit des Opfers bei der letzten Testamentsänderung nachzuweisen, wenn sie von diesen nicht profitieren können. Viele Opfer hinterlassen ein handgeschriebenes Testament als ihren »letzten Willen« oder als Zusatz zu einem anderen Dokument. Bedingt durch Depression und Verwirrtheit sind ihre finanziellen und rechtlichen Angelegenheiten häufig nicht geordnet. Vielleicht sind einige Familienmitglieder ganz versessen darauf, diese Angelegenheiten in die Hand zu nehmen, und zwar jeder so, wie es ihm selbst am meisten nützt. Auf diejenigen, die das Opfer liebten und um ihn oder sie trauern, können all diese Probleme ziemlich deprimierend wirken. Unter diesen Umständen empfiehlt es sich normalerweise für alle Beteiligten, eine Beratungsstelle aufzusuchen.

Manchmal stand ein Freund dem Opfer näher als die Familie. Häufig sind es die Freunde, die die Warnsignale spüren, an die der Abschiedsbrief gerichtet ist, und die die Leiche des Opfers finden. Viel zu oft werden diese Freunde von den Trauerritualen innerhalb der Familie ausgeschlossen. Sie finden sich plötzlich in einer unangenehmen, gegnerischen Position zur Familie wieder, wenn sie im Testament des Verstorbenen als Erben bedacht wurden. Ist die Familie jedoch offen für die emotionalen Bedürfnisse der Freunde, die ja ebenso am Boden zerstört sind, werden beide Seiten von dem gemeinsamen Trauern profitierten.

Verhalten bei den hinterbliebenen Kinder

Vieles von dem, was in diesem Buch über die Reaktion von Kindern auf einen plötzlichen Tod geschrieben wurde, trifft auch auf Kinder zu, die eine ihnen nahe stehende Person durch Suizid verlieren. Kindern, die alt genug sind, den Tod zu begreifen, muss man die Wahrheit über das Geschehen erzählen. Wenn ein Kind angelogen wird, fühlt es sich von der Familie ausgeschlossen. Kinder reagieren mit Schuldgefühlen, Wut und Verwirrung, besonders wenn die Wahrheit später auf dem Spielplatz oder in der Nachbarschaft herauskommt, und das Kind weiß, das es davon eigentlich nichts wissen sollte. Die Gefühle der Kinder sollten genauso diskutiert und akzeptiert werden wie die von Erwachsenen.

Manchmal glauben Kinder, dass sie auf eine geheimnisvolle Weise für den Tod des geliebten Menschen verantwortlich sind, besonders, wenn sie ihm manchmal den Tod gewünscht haben. (Die meisten Kinder wünschen Eltern oder Geschwistern von Zeit zu Zeit den Tod.) Es ist offensichtlich, dass das Opfer bedrückt und unglücklich war. Damit das Kind sich nicht schuldig fühlt, ist es besonders wichtig, ihm alles über das Unglücklichsein des Opfers zu erzählen, soweit das Kind es verstehen kann. Schuldgefühle müssen gesondert besprochen werden. Das Opfer hat sich nicht deswegen das Leben genommen, weil das Kind böse war. Das Opfer hat sich nicht umgebracht, weil das Kind nicht bei ihm war. Der Suizid ist nicht geschehen, weil das Kind ihn nicht verhindert hat, obwohl es dazu in der Lage gewesen wäre. Da Kinder sich die Erwachsenen um sie herum, besonders ihre Eltern, zum Vorbild nehmen, brauchen sie eine Erziehung, die suizidalen Tendenzen entgegenwirkt, und eine entsprechende Belehrung zum Thema Suizid. Man muss ihnen immer wieder sagen, dass die Selbsttötung weder die richtige Entscheidung ist, wenn sich Probleme nicht lösen lassen, noch ein Weg, der aus Enttäuschung und Depression führt.

Erhöhtes Risiko

In Familien, in der sich bereits zuvor jemand das Leben genommen hat, ist das Suizidrisiko erhöht. Unabhängig davon, ob es in Ihrer Familie einen oder mehrere Suizide gegeben hat, können Sie helfen, den nächsten zu verhindern. Sie können dies erreichen, indem Sie den anderen Familienmitgliedern helfen, positive Problemlösungsstrategien zu entwickeln. Wichtig ist es, starke Bande der Fürsorge und der Unterstützung zu entwickeln – und zwar innerhalb der Familie und auch zu kirchlichen und anderen Gruppen.

Für Michael

Lieber Michael mit den tanzenden Augen,
Wir fragen uns,
wie deine Augen so blau wurden,
Wie es kam, dass du so ein gut aussehender
Bursche warst,
Warum du uns immer zum Lachen bringen
konntest.

Wir wissen es nicht.

Wir fragen uns, warum du als kleiner Junge
Spaß daran hattest,
Den Küchenfußboden mit Seifenschaum
zu verzieren
Oder mit Mehl oder mit Spaghetti
Oder die Wände mit Avon-Lippenstiften
zu bemalen
Oder unsere Herzen mit Freude zu erfüllen.

Wir wissen es nicht.

Wir fragen uns, woher du den Schwung
genommen hast,
Den entscheidenden Homerun zu schlagen,*
Die Begabung, die lustigsten Witze zu erzählen,
Das Talent, ein guter Schreiner zu sein,
Das Gefühl, deine kleinen Töchter
so sehr zu lieben.

Wir wissen es nicht.

* »Homerun« bezeichnet einen speziellen Lauf im Baseball.

Wir grübeln über den Schmerz in deinem Herzen,
Wir fragen uns, ob deine Romanze
mit dem Tod anfing,
Als dein Bruder ums Leben kam,
Ob du dich für den Tod entschieden hast,
um die Qualen zu lindern,
Ob du damit zum letzten Mal die
Verantwortung übernehmen wolltest.

Wir wissen es nicht.

Wir wissen nicht, warum ...
Wir werden nie wissen, warum ...
Wir brauchen nicht zu wissen, warum ...

Wir mögen es nicht ...
Wir brauchen es nicht zu mögen ...
Wir werden nie wieder dieselben sein.

Aber wir können darüber entscheiden,
was wir damit anfangen.
Wir dürfen nicht über einen Weg nachdenken,
der nicht gegangen wurde,
Wir dürfen uns nicht zerstören lassen und
dadurch andere zerstören.
Wir dürfen nicht versuchen, das Chaos dieser
Welt zu erklären.
Lasst uns stattdessen daran denken,
dass Erinnerungen überleben,
dass das Gute lebt,
und dass Liebe alles überdauert.
JANICE LORD, MIT DANK AN BECKIE BROWN
UND IRIS BOLTON

Hilfen für Betroffene

- Konzentrieren Sie sich eher auf Ihre Gefühle, als auf das »Warum?« und »Wie?«. Machen Sie sich klar, dass es in Ihrer Situation normal ist, tief zu trauern und verwirrt zu sein.
- Machen Sie sich klar, dass es nach einer Selbsttötung normal ist, auf das Opfer, auf sich selbst und sogar auf andere Menschen wütend zu sein.
- Wenn Sie Schuldgefühle haben, konzentrieren Sie sich auf die Tatsachen. Versuchen Sie über Ihren Anwalt Einsicht in alle Berichte und Akten zu erhalten, sprechen Sie mit Augenzeugen, Familienangehörigen und Freunden. Das wird Ihnen dabei helfen, die Kontrolle wieder zu erlangen, und nur den Teil der Schuld auf sich zu nehmen, der angemessen ist. Machen Sie sich klar, dass Sie niemals alle Gründe für den Suizid herausfinden werden.
- Lassen Sie sich nicht von Leuten beeinflussen, die Ihnen sagen, was Sie zu fühlen haben. Ihre Gefühle gehören einzig und allein Ihnen.
- Machen Sie sich bewusst, dass man Ihnen nach dem Suizid vielleicht aus dem Weg geht, und dass Sie wenig dagegen tun können, außer offen und ehrlich über die Tat zu reden.
- Suchen Sie sich fachliche Beratung, wenn Sie juristisch oder finanziell betroffen sind.
- Denken Sie daran, dass das Opfer selbst die Entscheidung getroffen hat, sein Leben zu beenden.

Kapitel VIII

Feiertage

Es war kurz vor Weihnachten und ich dachte, wie hart es werden würde. Ich wusste, wir mussten uns davon befreien, wir mussten weinen und danach zusammen feiern. Also schenkte ich meinen Eltern zu Weihnachten ein Bild von Kurt und ein Gedicht, in dem es hieß: »Wenn ich hier wäre, würde ich nur sagen: Ich hab' euch lieb.« Wir weinten alle. Diese Weihnachten war's etwas besser.

Ein Freund schickt mir an Kurts Geburtstag Blumen. Es ist schön zu wissen, dass sich jemand erinnert und keine Angst davor hat, sich mit mir zusammen zu erinnern.

Das Basketballprogramm des YMCA organisiert eine jährliche Gedenkfeier für Kurt. Ich erinnere mich an eine Karte, die ein Freund von Kurt geschickt hat, der weggezogen ist. Er schrieb: »Kurt, ohne dich ist es hart für uns. Wir haben dich lieb.« Es ist wichtig, sich zu erinnern. Du musst weiterhin in Ehren halten, was dir ihr Leben bedeutet hat, genau wie du dein eigenes Leben ehrst.

KIM KEYES, DEREN SOHN KURT DURCH EINEN BETRUNKENEN AUTOFAHRER GETÖTET WURDE

Viele Familien werden vielleicht in diesem Jahr völlig lethargisch durch die Feiertage stolpern, weil ein Angehöriger im Laufe des letzten Jahres gestorben ist. Mit den Feiertagen umzugehen kann noch schwieriger sein, wenn dieser geliebte Mensch einen sinnlosen Tod gestorben ist.

Viele tausend Menschen, deren Angehörige länger als ein Jahr tot sind, hoffen verzweifelt darauf, dass die Feiertage in zweiten Jahr weniger schlimm sein werden als im vorhergehenden Jahr.

Die Feiertage können Sie auf grausame Weise daran erinnern, dass Sie dem Bild einer idealen Familie nicht entsprechen. Wenn sich in Zeitschriften und Fernsehsendungen alles um die intakte Familie dreht, die um den festlichen Tisch oder um den Weihnachtsbaum versammelt ist, um den wichtigsten Feiertag des Jahres zusammen zu feiern, kann sich bei Ihnen ein noch größeres Gefühl von Traurigkeit und Einsamkeit einstellen. Auch der Frühling kann eine harte Zeit sein, weil er Ostern, all die Anzeichen eines neuen Lebens sowie Muttertag und Vatertag mit sich bringt. Vielleicht haben Sie das Gefühl, dass alle Ihre Freunde Sie im Stich lassen, weil es ihnen über die Feiertage zu viel ist, mit Ihnen und Ihrer Familie Kontakt zu haben.

Eine Mutter formulierte es so: » Es sieht so aus, als ob jeder Angst davor hätte, den Namen meines Kindes zu erwähnen, vielleicht weil sie fürchten, mich damit aufzuwühlen. Sie sollten verstehen, dass ich ihn nie vergessen werde, egal, ob sie ihn erwähnen oder nicht. Für mich ist es extrem wichtig, die Erinnerung an mein Kind in die Feiertage zu integrieren. Es ist unsinnig zu glauben, dass ich vergessen könnte, besonders in dieser Jahreszeit.«

In den USA reservieren Selbsthilfegruppen wie zum Beispiel »Mothers Against Drunk Driving« während der Feiertage einen bestimmten Termin, um an die getöteten Angehörigen zu erinnern und auf eine weniger gewalttätige Zukunft zu hoffen. Anfang Dezember organisiert »Mothers Against Drunk Driving« Nachtwachen bei Kerzenschein. Sie sind ganz einfach: etwas Musik, einige kurze Ansprachen und – was am wichtigsten ist – Familien, die nach vorne treten und eine Kerze im Gedenken an einen Angehörigen anzünden. Dabei fließen Tränen, aber ein Vater sagte: »Das ist der schönste Weg, den ich kenne, sich fröhliche Weihnachten zu wünschen und sich für die Freude zu bedanken, die Janie uns an den sieben Weihnachten gebracht hat, die wir alle zusammen gefeiert haben.«

Nach den Nachtwachen organisiert »Mothers Against Drunk Driving« verschiedene Programme, um Trunkenheit am Steuer während der Feiertage zu verhindern: rote Schleifen an den Autos, die den Fahrer daran erinnern sollen, nicht betrunken zu fahren, Programme für Sicherheit bei längeren Autofahrten, spezielle Programme für Autofahrer, Medienkampagnen und vieles mehr.

Die nun folgenden Vorschläge sollen verhindern, dass eine bedrückte Stimmung die Feiertage allzu sehr überschattet. Sie stammen von Familien, die die Feiertage ohne den geliebten Menschen feiern mussten und es geschafft haben. Diese Vorschläge werden in der Hoffnung weitergegeben, dass es besser werden wird. Sie sind keine festen Regeln, sondern sie sollen zu Gedanken und Ideen anregen, die zu der jeweiligen Familie passen.

Sprechen Sie offen über Traditionen

Wenn ein Familienmitglied fehlt, werden die Feiertage unausweichlich traumatisch werden, wenn Sie sie genauso planen wie in den letzten zwanzig Jahren. Setzen Sie sich alle zusammen und planen Sie die Feiertage so, dass sie den Wünschen derjenigen Familienmitglieder entsprechen, die am meisten leiden.

Erinnern Sie mit etwas Besonderem an den Verstorbenen

Für manche Familien ist es von Bedeutung, eine besondere Kerze auf dem Gabentisch anzuzünden, liebe Erinnerungsstücke auf ein geschmücktes Tischchen zu legen oder bei Sonnenuntergang Luftballons zum Himmel steigen zu lassen. Nutzen Sie Ihre eigene Kreativität, um eine Gedenkstunde zu gestalten, die zu dem getöteten Angehörigen passt.

Planen Sie, wo Sie die Feiertage verbringen

Viele Menschen glauben, dass Wegfahren die Feiertage einfacher macht. Wegfahren kann sinnvoll sein, wenn Sie zu einem anderen Familienangehörigen fahren, wo man sich um Sie kümmert. Wenn Sie allerdings verreisen, um der Feiertagsatmosphäre aus dem Weg zu gehen, sollten Sie bedenken, dass Weihnachten im ganzen Land und in vielen Ländern der Erde gefeiert wird. Normalerweise ist es besser, sich dem Schmerz zu stellen. Viele Familien stellen mit Erstaunen fest, dass die Angst vor den Feiertagen schlimmer ist als die Feiertage selbst.

Sorgen Sie für ein ausgewogenes Verhältnis von Alleinsein und Geselligkeit

Die Trauer zehrt an Ihren Kräften, und Alleinsein kann dazu dienen, neue Kraft zu schöpfen. Trotzdem können Freunde und Familienangehörige Ihnen sehr viel Unterstützung geben, vor allem, wenn sie Ihr Wesen und Ihre Gefühle akzeptieren. Wenn Sie zu einem Feiertagsausflug eingeladen werden, nehmen Sie die Einladung an. Wenn Sie vor dem Verlust gerne Weihnachtsmusikkonzerte oder andere Veranstaltungen besucht haben, gehen Sie wieder hin. Wenn Sie es genießen können – wunderbar! Vielleicht ist Ihnen danach nach Weinen zumute, aber Sie haben einen Schritt in die richtige Richtung getan.

Beleben Sie angenehme Erinnerungen

Es wäre eine schwere Belastung, wenn Sie während der Feiertage so tun wollten, als wäre nichts passiert. Das wäre nicht nur belastend, sondern schlichtweg unmöglich. Rufen Sie sich zurückliegende Feiertage in Erinnerung, als der geliebte Mensch glücklich und voller Lebensfreude war. Wählen Sie unter diesen Erinnerungen drei ganz besonders glückliche aus, an denen Sie sich immer erfreuen können. Wenn die Traurigkeit in unpassenden Momenten auftaucht (wenn Sie gerade bei der Arbeit sind oder etwas erledigt werden muss), stoppen Sie Ihre traurigen Gedanken und denken Sie stattdessen an die drei glücklichen Erinnerungen. Das wird zwar nicht immer funktionieren, aber trotzdem sollten Sie es versuchen.

Reservieren Sie eine bestimmte Zeit zum »Loslassen«

Reservieren Sie sich in Ihrem Kalender eine gewisse Zeit am Rande der Feiertage, in der Sie allein sein können und sich Ihrer Traurigkeit und Einsamkeit hingeben können. Sie können weinen, Ihre Gedanken und Gefühle aufschreiben oder so tun, als ob der geliebte Mensch bei Ihnen wäre, um all das laut auszusprechen, was Sie gerne zu Lebzeiten des Verstorbenen gesagt hätten. Wenn Sie bestimmte Termine für das Trauern reservieren, fällt es Ihnen leichter, solche Gefühlsausbrüche in der Öffentlichkeit zu vermeiden, wo sie peinlich sein könnten.

Durchbrechen Sie die Verschwörung des Schweigens

Im Allgemeinen lieben Familienmitglieder sich sehr und wollen einander emotional nicht zusätzlich belasten. Deshalb kann es sein, dass sie bewusst oder unbewusst übereinkommen, den getöteten Angehörigen nicht zu erwähnen. In diesem Falle sollten Sie die Sache in die Hand nehmen und den geliebten Menschen hin und wieder erwähnen. Dadurch wird die restliche Familie darauf aufmerksam, dass es für Sie wichtig ist, sich an ihn oder sie zu erinnern, und dass Sie sich dadurch keinesfalls schlechter fühlen werden. Eine kleine Feierstunde oder ein gemeinsames Erinnern bringt die verdrängten Gefühle ans Licht.

Vermeiden Sie Schwarzmalerei

Während der Feiertage glauben manche Trauernde, dass das ganze Leben einfach schrecklich ist. Das ist eine irrationale Verallgemeinerung einiger furchtbarer persönlicher Erfahrungen. Sicherlich werden Sie schwierige Zeiten durchmachen, aber Sie können auch ein bisschen Freude empfinden. Nehmen Sie die Liebe und Fürsorge anderer Menschen an. Es wird Ihnen gut tun, wenn Sie mit jemandem in Kontakt treten und sich um andere kümmern. Wenn es Ihnen gut geht, bedeutet das nicht, dass Sie den geliebten Menschen vergessen haben, oder dass Sie ihn oder sie weniger liebten. Erlauben Sie sich, traurig und auch fröhlich zu sein.

Finden Sie ein kreatives Betätigungsfeld

Viele Trauernde haben ein starkes Bedürfnis, etwas zu gestalten. Machen Sie etwas daraus. Schreiben Sie ein Gedicht oder eine Geschichte und zeigen Sie das Ergebnis anderen Menschen. Überlegen Sie, was dem geliebten Menschen am meisten am Herzen gelegen hat und spenden Sie in Erinnerung an ihn etwas an eine entsprechende Organisation. Viele Familien verwenden den Geldbetrag, der eigentlich für Geschenke an den geliebten Menschen gedacht war, indem sie Dinge kaufen, die sie an Waisenhäuser, Krankenhäuser oder Altersheime verschenken. Eine Mutter hatte früher zu

Weihnachten immer Lebkuchenhäuser gebacken. Im ersten Jahr nach dem Tod ihrer Kinder war sie dazu nicht in der Lage, aber seit dem zweiten Jahr backt sie wieder Lebkuchenhäuser und schenkt sie nun ihren besten Freunden.

Denken Sie an die Bedürfnisse der restlichen Familie

Konzentrieren Sie sich vor allem auf die Kinder. Hören Sie ihnen zu; widmen Sie sich ihnen. Die tiefen Gefühle der Kinder werden leicht übersehen, wenn Sie sich nur auf sich selbst konzentrieren. Es kann für Trauernde emotional recht belastend sein, die Weihnachtsbaumdekorationen auszupacken und den Baum zu schmücken. Die Versuchung, es einfach »zu vergessen«, ist vielleicht groß. Aber denken Sie daran, wie wichtig der Weihnachtsbaum und die Geschenke für die Kinder sind. Ein Freund oder Verwandter wird wahrscheinlich nur zu gerne bereit sein, Ihren Baum zu schmücken und Geschenke zu besorgen und hübsch zu verpacken, wenn Sie sich überfordert fühlen.

Nutzen Sie vorhandene Möglichkeiten

Religiöse Menschen jeglicher Glaubensrichtung sollten unbedingt ihr Gotteshaus aufsuchen, um zu trauern. Einige tief gläubige Menschen haben eine Gelassenheit, eine ruhige Ausstrahlung und eine Art von heilsamer Weisheit, die Ihnen helfen kann. Vielleicht wenden Sie sich auch an eine Selbsthilfegruppe für Menschen, die einen ähnlichen Verlust erlitten haben. Eine Liste mit den

Adressen solcher Gruppen erhalten Sie bei der Nationalen Kontakt- und Informationsstelle zur Anregung und Unterstützung von Selbsthilfegruppen (Adressen im Anhang). Sie können auch selbst eine solche Gruppe für eine befristete Zeit ins Leben rufen, um so die Feiertage besser zu überstehen. Normalerweise kommt die sinnvollste Hilfe von jemandem, der einen ähnlichen Verlust erlitten hat, jemand, der eine Ahnung davon hat, was Sie durchmachen. Verbringen Sie so viel Zeit wie möglich im Kreis Ihrer Lieben.

Denken Sie aber vor allem daran, dass Sie Geschehenes nicht rückgängig machen können. Sie können jedoch die Verantwortung für die Gegenwart übernehmen und die Zukunft beeinflussen. Eine völlige Erholung gibt es vielleicht nicht. Aber es liegt an Ihnen, was Sie aus Ihrem Trauma machen.

Unser Michael hatte am 22. Dezember Geburtstag. Am 4. Februar wurde er getötet. Deshalb ist diese Jahreszeit sehr gefühlsbeladen. Das erste Weihnachten nach meiner Heirat lag ich im Krankenhaus mit meinem eigenen »babe«. Heute, sechs Jahre später, tut es uns immer noch weh, aber wir machen weiter. An jedem 22. Dezember veranstalten Michaels Brüder ihm zu Ehren eine Pizzaparty. Als er 22 Jahre alt geworden wäre, kamen neun seiner Freunde zusammen und aßen 22 Pizzas. Was für ein Marathon!

RITA CHIAVACCI

Kapitel IX

Spiritualität

»Ich glaube nicht mehr daran, dass Gott ein 'guter' Gott ist.«
»Ich werde nie wieder über die Schwelle einer Kirche treten.«
»Allein mein Glaube an Gott hat mir die Kraft gegeben, dies zu ertragen.«
»Ich kotze, wenn mir noch mal jemand erzählt, dass Gott eine weitere Blume in seinem Garten gebraucht hat.«

Auch wenn Sie vor dem Tod des geliebten Menschen selten an Gott gedacht haben, so haben Sie doch vermutlich das Wort »Gott« gehört und im Zusammenhang mit dem Tod über ihn nachgedacht.

Auf der Beerdigung des geliebten Menschen wird ein Pfarrer, Priester oder Rabbi seines Amtes gewaltet haben. Vielleicht haben Sie religiös gefärbte Beileidskarten erhalten. Freunde und Verwandte haben möglicherweise versucht, Sie mit dem Hinweis auf Gott zu trösten. Ob es Ihnen gefällt oder nicht: wenn jemand stirbt, befassen sich die meisten Familien mit »Gott«.

Für manche Menschen ist Gott ein persönlicher Beistand, die unsichtbare Anwesenheit eines übermenschlichen Wesens, die ihnen Kraft und inneren Frieden gibt. Sie behaupten, dass ihr Glaube an Gott sie in der Zeit der Trauer aufrecht erhält

Andere Menschen sind wütend auf Gott. Sie sind der Meinung, dass sie einen festen, aufrichtigen Glauben hatten und Gott sie im Stich gelassen hat, als er den Tod des geliebten Menschen zugelassen hat.

> *Drei Monate nach Johns Tod schrieb ich: »Es geht mir so schlecht. Ich kann es einfach nicht begreifen; es ist so grauenvoll.« »Oh mein Gott, oh mein Gott«, ist alles, was ich sagen kann. Ich fühle mich, als ob ich in tausend Stücke zerbrechen würde. Warum hat Gott es geschehen lassen? Wenn es einen Gott gibt, dann hasse ich ihn.*
>
> MARGARET GROGAN,
> DEREN SOHN ERMORDET WURDE

Für manche Menschen ist das, was man über Gott sagt, verwirrend und frustrierend. Sie haben das Trauma erlitten, einem hässlichen Tod ins Antlitz zu blicken, und fragen sich, wie es jemand wagen kann, über das »ewige Leben« oder das »Paradies« zu sprechen, so als ob das all die Tränen trocknen könnte.

Freunde, Verwandte und sogar Geistliche sagen vielleicht etwas Religiöses zu Ihnen, das Sie mehr verletzt als Ihnen hilft. Fast immer meinen es diese Leute gut. Sie möchten Ihnen dabei helfen, sich besser zu fühlen, aber sie wissen vielleicht nicht, wie und was sie sagen sollen. Höchstwahrscheinlich können sie sich aber ganz einfach nicht vorstellen, dass es Ihnen für eine ganze Weile nicht möglich sein wird, sich besser zu fühlen, und dass Sie sich eigentlich nur wünschen, dass sie gemeinsam mit Ihnen trauern. Es kann aber auch sein, dass Sie einfach missverstehen, was andere Menschen meinen, wenn sie von Gott sprechen.

»Es war Gottes Wille.«

Diese »tröstenden« Worte können in den Familien der Opfer größten Schmerz hervorrufen. Ein plötzlicher, gewaltsamer Tod ist absurd. Der geliebte Mensch und auch Sie haben das nicht verdient. Deshalb ergibt es keinen Sinn, dass Gott dies zugelassen haben soll. Vielleicht schreien Sie in Ihrem Schmerz »Warum? Warum?«, auch wenn Sie die Gründe für den Todesfall kennen. Sie wünschen sich eine sinnvollere Erklärung, einen tieferen Grund.

Parodoxerweise wird es schwieriger, Antworten auf das geheimnisvolle »Warum?« zu finden, je mehr Sie darauf hoffen. Hinter einem tragischen Todesfall steckt normalerweise entweder Vorsatz oder Fahrlässigkeit. Es ist also weniger ein Problem, das Gott betrifft, als ein Problem der Menschen. Solange Menschen sich frei für etwas entscheiden können, wird es immer einige geben, die sich schlimmstenfalls dafür entscheiden, Böses zu tun, oder bestenfalls dafür, fahrlässig zu handeln. Die Konsequenzen müssen Unschuldige tragen.

Es kann passieren, dass ein wohlmeinender Mensch Ihnen mitten in Ihrer Verzweiflung erzählt, dass die Tragödie »Gottes Wille« war. Damit deutet er an, dass es einen geheimnisvollen Grund für den Tod des geliebten Menschen gibt, den allerdings nur Gott kennt. Das bedeutet auch, dass der Grund jenseits menschlichen Verstehens liegt. Nur Sie selbst können entscheiden, ob diese Begründung für Sie einen Sinn ergibt.

Wenn nicht, sind Sie vielleicht wütend auf diese Erklärung und lehnen sie ab. Möglicherweise geht es Ihnen wie einer führenden jüdischen Persönlichkeit, die auf die Frage, ob der Holocaust einen Sinn gehabt habe, antwortete: »Oh, ich hoffe nicht.«

Warum verwenden dann so viele Menschen diesen Satz: »Es war Gottes Wille«? Nun, es ist eine einfache Antwort auf Fragen, die sie nicht verstehen.

Die Menschen, die nach dem Tod Ihres Angehörigen mit Ihnen zu tun haben, sind normalerweise nervös und ängstlich. Sie wollen helfen, sie wollen, dass es Ihnen besser geht, aber vielleicht denken sie einfach nicht nach, bevor sie etwas sagen.

Wenn ein Kind fragt: »Warum ist das Gras grün?«, lautet die einfachste Antwort: »Gott hat es so erschaffen.« Wenn das Gras sich braun färbt und wie tot aussieht, ist es einfach, dieselbe Antwort zu geben. Sie beruhigt das Kind und ist eine gute Lösung für die Eltern, die vielleicht keine wissenschaftliche Antwort auf die Frage wissen.

Welche Rolle ein höheres Wesen bei dem spielt, was geschehen ist, ist Ihre eigene religiöse Entscheidung. Wenn Sie daran glauben, dass es irgendwie »Gottes Wille« war, ist das gut so. Wenn nicht, versuchen Sie trotzdem zu verstehen, dass es andere Menschen mit ihren Worten gut meinen. Wahrscheinlich möchten sie ihren Glauben teilen und Sie keineswegs verletzen.

»Es ist eine Sünde, wütend zu sein.«

Vielleicht hat man Ihnen als Kind erzählt, dass es schlecht ist, wütend zu sein oder seine Wut offen zu zeigen. So wie der Weihnachtsmann oder der Osterhase nicht kommt, wenn Sie böse oder wütend gewesen sind, so würde Gott Sie zurückweisen, wenn Sie wütend sind.

Es ist erstaunlich, dass so viele Menschen Wut für etwas Schlechtes halten, obwohl die meisten Religionen Wut als einen wichtigen Teil des Kampfes gegen das Böse verstehen. Warum sind also manche Menschen ganz wild darauf, Ihnen mit frommen Worten weiszumachen, dass Sie nicht wütend sein dürfen?

Möglicherweise haben sie Angst, dass Sie wegen Ihrer Wut gewalttätig werden. Es wäre das schlimmste Trauma für Ihre Nächsten, wenn Sie als Reaktion auf den Tod des geliebten Menschen einen Mord begehen oder sich das Leben nehmen würden. Ihre Angehörigen wären beruhigt, wenn Sie sie von der Vernünftigkeit Ihres Denken und Handelns überzeugen würden. Sie sind noch lange kein Verfechter der Selbstjustiz, bloß weil Sie voller Zorn und Rachegefühle sind und darüber fantasieren, »es zu tun«.

Es kommt höchst selten vor, dass Trauernde ernsthaft planen, den Täter umzubringen. Sie denken vielleicht darüber nach, aber nur selten greifen sie wirklich jemanden an oder verletzen ihn.

Falls Ihre Wut Ihre Freunde so sehr beunruhigt, dass sie versuchen, diesem Hassgefühl Einhalt zu gebieten, sollten Sie ihnen versichern, dass Sie weder dem Täter noch sich selbst etwas antun werden. Sprechen Sie mit Ihren Freunden darüber, wenn Sie glauben, dass das höhere Wesen Ihrer Religion mit Ihrer Wut, Ihrem Zorn, Ihren Rachefantasien und Ihrer Verwirrtheit umgehen kann. Sie und auch Ihre Freunde werden sich danach besser fühlen.

Hilfe! Ich kann das nicht mehr ertragen!
Hol mich hier raus, lieber Gott!

Der Schlamm meines Schmerzes
Hat meine Kraft geschwächt,
Meinen Glauben zerrissen,
Mein Vertrauen ertränkt.

Wo bist du, Gott?
Warum rettest du mich nicht
Aus diesem Sumpf?

Rutsch rüber.
Ich verspreche dir nicht, dich zu entlassen
Vom Schmerz des Lebens.
Aber ich bitte dich, mir Platz zu machen,
Damit ich neben dir im Schlamm sitzen kann.

Erinnerst du dich an mein Versprechen,
dich niemals zu verlassen?
Trau mir.
Rutsch rüber.
DOROTHY MERCER

»Du musst vergeben.«

Nach dem Tod des geliebten Menschen werden Sie auf jeden Fall Ihre Vorstellung von Vergebung neu überdenken müssen. Wenn Sie das Trauma überleben wollen, ohne jahrelang Probleme mit sich herumzuschleppen, werden Sie einen Weg finden müssen, wie Sie sich gegenüber dem Täter verhalten, ohne dabei Ihre moralische Integrität zu verlieren.

Ist der Täter ebenfalls ums Leben gekommen, lässt sich das Thema Vergebung irgendwie vermeiden. Es lässt sich aber nicht vermeiden, wenn der Täter noch lebt, und vor allem dann nicht, wenn es zu einer Gerichtsverhandlung kommt.

Die Gesellschaft neigt dazu, rasch zu vergeben. Sie ist so gern dazu bereit, dass es dazu keinerlei Reuegefühle des Täters bedarf. Häufig wird der Täter nicht zur möglichen Höchststrafe verurteilt, oder die Strafe wird zur Bewährung ausgesetzt. Zudem wird dem Täter von seinem Anwalt nahe gelegt, nicht mit der Familie des Opfers Kontakt aufzunehmen, da dies einem Schuldeingeständnis gleichkommen würde.

Vielleicht sagt Ihre Familie: »Es würde uns so viel bedeuten, wenn er uns in die Augen schauen würde und aufrichtig sagen würde: ›Es tut mir Leid.‹« Gewöhnlich wird behauptet, dass »nur eine rachsüchtige Familie dies von einem Täter verlangen könne«. Aber für Sie kann dies sehr viel mit Gerechtigkeit und moralischer Integrität zu tun haben.

Manche Familien vergeben dem Täter, wenn er ehrliche Reue zeigt, auch wenn sie niemals vergessen können. Viele können nicht vergeben. Die meisten sind nicht bereit, dem Täter eine »billige Gnade« zu gewähren, die keine wirkliche Bedeutung hat, weil der Täter keine Reue zeigt und sein Verhalten nicht ändern wird.

Sie werden auf Grundlage Ihrer eigenen Lebenserfahrung und religiösen Ansichten selbst entscheiden müssen, ob Sie vergeben möchten oder nicht. Das ist keine leichte Aufgabe. Wenn Ihnen jemand einreden will, dass Sie vergeben sollen, sagen Sie ihm, dass es sich dabei um eine sehr wichtige Sache handelt, mit der Sie so umgehen, wie es Ihrer Auffassung von moralischer Integrität entspricht.

»Wenn du es einfach Gott überlässt, wird schon alles gut.«

Manche Menschen betrachten Gott als eine Art Beruhigungsmittel, das Wirkung zeigt, wenn man nur intensiv genug glaubt. Es kann Sie irritieren, wenn jemand eine so schwere Aufgabe als etwas so Leichtes hinstellt. Vielleicht haben Sie gebetet, aber Ihre Gebete scheinen nicht erhört worden zu sein. Oder Sie haben gebetet und dadurch Ruhe und inneren Frieden gefunden, aber Sie sind immer noch verwirrt. Tief religiöse Menschen finden mitten in ihrem Sehnen und Leiden so etwas wie eine »beständige Anwesenheit eines unsichtbaren Wesens«. Sie erfahren Gott weniger als eine Lösung ihres Trauerproblems, sondern als einen Begleiter, der ihnen beisteht. Diese Art von Glaube gibt Kraft.

Da die meisten Menschen, die Ihnen helfen wollen, sich überfordert fühlen, hoffen sie, dass Gott Ihnen helfen wird, und zwar möglichst der Gott ihrer Glaubensrichtung. Deshalb können übermäßig vereinfachende und abgedroschen klingende Worte in Wahrheit Ausdruck ihrer innersten Sorge um Sie sein.

Sie können daran glauben, dass die Seele des geliebten Menschen in alle Ewigkeit lebt, oder auch nicht. Wenn Sie daran glauben, ist das ein Trost in sich. Das nimmt Ihnen jedoch nicht das Recht, die körperliche Anwesenheit des geliebten Menschen zu vermissen und sich nach ihm zu sehnen, weil Sie ihn nicht mehr sehen, hören und berühren können. Vielleicht hilft es Ihnen und denjenigen, die Sie trösten möchten, wenn Sie ihnen erklären, dass es viele Aspekte des Trauerns gibt und dass Sie mit den religiösen Aspekten so ehrlich wie möglich umgehen.

Kürzlich fragte ich Elie Wiesel, wie man Verzweiflung überwinden kann. Wir sprachen gerade über Dinge, die mit Verzweiflung und mit Gott zu tun haben; deshalb meine Frage. Dieser Mann, der mehr als jeder andere Grund zur Verzweiflung hat, dieser Mann, der seine Familie im Konzentrationslager verloren hat und selbst nur knapp überlebt hat, sah mich mit diesen tiefen dunklen Augen an, die in den Abgrund geschaut hatten, und sagte: »Sie wollen wissen, wie man Verzweiflung überwindet. Ich werde es Ihnen sagen: indem man anderen Menschen dabei hilft, ihre Verzweiflung zu überwinden.«
Er wartete und lächelte dann ein wenig.
Ich begriff den Wahrheitsgehalt dieser Aussage, denn ich fühlte mich in diesem Moment weniger verzweifelt, eben weil wir miteinander sprachen und unsere Probleme teilten. Er sagte, dass ich ihm genauso geholfen hätte. Das ewige Leben oder irgendwelche Hinweise darauf können wir nicht alleine besitzen, sondern nur zusammen.
THEODORE LODER,
PASTOR DER FIRST UNITED METHODIST CHURCH
IN GERMANTOWN, PHILADELPHIA

Spirituelle Erfahrungen mit Verstorbenen

Mystische Erfahrungen sind bei Menschen, die einen Angehörigen verloren haben, nichts Ungewöhnliches. Für die Glücklichen, die solche Erfahrungen machen, können sie auf spiritueller und emotionaler Ebene sehr heilend wirken.

Die Berichte von direkten und spontanen Kontakten mit den Verstorbenen reichen von dem dumpfen Gefühl, der geliebte Tote sei anwesend, bis hin zu Stimmenhören, Visionen (von durchsichtigen Schemen bis hin zu ganzen Körpern), Berührungen und Gerüchen wie etwa dem Parfüm oder Aftershave des geliebten Menschen. Ob in Worten ausgedrückt oder ohne Worte vermittelt, drehen sich die Mitteilungen häufig um Aussagen wie »Mir geht es gut«, »Trauer nicht um mich«, »Ich hab dich lieb« oder etwas im Sinne von »Auf Wiedersehen«.

Niemand weiß, ob solche Vorfälle echte Botschaften von Verstorbenen sind oder bloße Zufälle, in die der Empfänger etwas hineininterpretiert, weil er darin unbedingt eine Bedeutung finden wollte. Es ist jedoch klar, dass sie die Hinterbliebenen beruhigen und trösten.

Wenn Sie solch eine Erfahrung gemacht haben, akzeptieren Sie sie und drücken Sie Ihre Freude darüber in einer Weise aus, die für Sie sinnvoll ist. Erzählen Sie einigen Menschen davon, denen Sie vertrauen können. Möglicherweise werden Sie überrascht sein, wie vielen Menschen etwas Ähnliches passiert ist. In vielen Kulturen dieser Welt wird über solche Erscheinungen ganz offen gesprochen. Unsere westliche Gesellschaft orientiert sich jedoch so sehr an den Wissenschaften, dass wir leicht den Kontakt zum Übersinnlichen verlieren.

Auf der anderen Seite sollten Sie nicht verzweifeln, wenn Sie solche Erfahrungen nicht erleben. Keiner weiß, warum dem einem Menschen so etwas passiert und dem anderen nicht.

All die beschriebenen religiösen Fragen sind Teil Ihres Trauerprozesses. Es kostet Zeit und Kraft, sich mit ihnen zu beschäftigen. Wenn Sie sich darauf einlassen, kommen Sie in Ihrem Trauerprozess weiter.

Hilfen für Betroffene

Im Folgenden finden Sie einige Anhaltspunkte dafür, wie Sie mit den religiösen Aspekten Ihres Trauerns umgehen können.

- Suchen Sie sich jemanden, der etwas Ähnliches erlebt hat wie Sie und der einen starken Glauben hat. Fragen Sie denjenigen, wie ihm sein Glaube hilft, sofern Ihnen das nicht unangenehm ist. Vielleicht können Sie mit diesen Erfahrungen etwas anfangen.

- Vermeiden Sie Diskussionen mit gläubigen Menschen, die Gott dazu benutzen, auf komplexe Fragen einfache Antworten zu geben. Versuchen Sie zu akzeptieren, dass diese Menschen einen anderen Weg zum Glauben gefunden haben als Sie.

- Vermeiden Sie Auseinandersetzungen mit gläubigen Menschen, denen Ihre Wut und die Spannweite

Ihrer Gefühle unangenehm sind. Versichern Sie ihnen, dass Sie wegen Ihrer Gefühle nicht sich selbst oder andere verletzen werden.

- Lesen Sie einige Kapitel in der Bibel, vielleicht Psalm 23 und 139 im Buch der Psalter. Schreiben Sie in einen Kalender oder in ein Tagebuch, was Ihnen diese Psalmen bedeuten.

- Gehen Sie zu einem Krankenhauspfarrer oder einem Therapeuten Ihrer Glaubensrichtung, wenn sich Ihre Probleme mit religiösen Gefühlen und Ansichten nicht legen. Diese Leute haben eine spezielle Schulung für den Umgang mit Trauernden. Oder Sie gehen zu einem Pfarrer, Priester oder Rabbi, der Ihnen oder anderen Menschen schon früher einmal geholfen hat.

Kapitel X

Therapeuten und Therapiemöglichkeiten

Es ist nicht ganz einfach zu entscheiden, ob und wann Sie die Hilfe eines Therapeuten brauchen, um Ihre Trauer zu bewältigen. Viele Menschen halten eine Therapie für hilfreich, selbst wenn sie das Gefühl haben, dass es auch ohne gehen würde. Eine Therapie wird Ihnen sicher nicht schaden, wenn Ihr Therapeut ein gewisses Verständnis für das Trauma nach dem gewaltsamen Tod eines Angehörigen hat und Hinterbliebene mit Achtung und Mitgefühl behandelt.

Wie bereits in den vorangegangenen Kapiteln angesprochen, sind viele Symptome der Trauer dieselben wie bei einer klinischen Depression:
- Verändertes Essverhalten
- Schlafstörungen
- Körperliche Beschwerden
- Verringertes sexuelles Verlangen
- Energieverlust
- Konzentrationsschwäche
- Bedürfnis nach Rückzug

Diese Symptome, die für die Trauer nach einem tragischen Verlust typisch sind, können falsch diagnostiziert werden, wenn der Therapeut nicht genau darüber informiert ist, was Ihnen zugestoßen ist.

Während der letzten Jahre wurden weitere Symptome entdeckt, die üblicherweise bei Hinterbliebenen auftauchen und die aufgrund des erlittenen Traumas als normal gelten müssen. Dazu gehören:

- plötzliche Weinkrämpfe, die über Jahre hinweg wiederkehren (Trauerattacken)
- von Zeit zu Zeit Albträume und Flashbacks (unwillentlich auftauchende Erinnerungsfetzen)
- Probleme damit, sich zu entscheiden, was mit Erinnerungsstücken, Kleidung und anderen Besitztümern des Verstorbenen geschehen soll
- tiefe Traurigkeit, zu der auch Todeswünsche gehören, begleitet von irrationalen Gedanken und Fantasieren über Mord und Selbsttötung
- Angst und Beklemmung, vor allem wenn es darum geht, allein zu einem gesellschaftlichen Anlass zu gehen

Es ist fast nie die richtige Lösung, die Trauer allein aus der medizinischen Perspektive zu betrachten, also zu sagen: »Sie sind krank und brauchen deshalb eine Behandlung, um wieder gesund zu werden.« Stattdessen ist es weitaus angemessener, die Schwere des Traumas, das diese Symptome ausgelöst hat, unter die Lupe zu nehmen, und dann zu entscheiden, ob sie normale Reaktionen auf ein außerordentliches Ereignis sind.

Niemand kann sagen, wie lange Sie trauern müssen, mit welchen Beschwerden Sie rechnen müssen oder wie stark ein bestimmtes Symptom in Ihrem Fall auftreten wird. Wir wissen jedoch, dass das Trauern für die meisten Menschen schmerzhaft ist und dass es lange dauert.

Es ist sogar schwierig, die richtigen Worte zu finden, um darüber zu reden, was es bedeutet, sich besser zu fühlen.

»Erholung« klingt so, als ob Sie krank gewesen wären und wieder gesund geworden seien. Nur ganz wenige Menschen, die um einen getöteten Angehörigen trauern, fühlen sich jemals wieder völlig »erholt«. Die meisten behaupten von sich, dass der Verlust sie verändert hat.

Viele Hinterbliebene kommen ganz von selbst wieder zu Kräften, wenn Familie und Freunde sie verstehen, unterstützen und mit ihnen zusammen trauern. Trauernde müssen immer und immer wieder über die Begleitumstände des Todesfalles und ihre Erinnerungen an den geliebten Menschen sprechen. Dadurch können sie das Trauma verarbeiten.

Sie können sich glücklich schätzen, wenn Familie und Freunde Sie in dieser schweren Zeit unterstützen, denn sie spielen eine ganz wichtige Rolle in Ihrem Trauerheilungsprozess. Sind Familie und Freunde dazu entweder nicht in der Lage oder nicht dazu bereit, können Sie in Selbsthilfegruppen Unterstützung bei der Trauerarbeit finden. Viele Hinterbliebene besuchen monate- oder jahrelang die Treffen einer Selbsthilfegruppe, während sie langsam ihre seelische Gesundheit wieder erlangen. Wenn eine entsprechende Organisation in Ihrer Gegend nicht vertreten ist, entscheiden Sie sich vielleicht für professionelle Hilfe bei einem Therapeuten. Oder Sie entscheiden sich dafür, beides zu nutzen: Therapie und Selbsthilfegruppe.

Die meisten Menschen wissen, wann sie professionelle Hilfe brauchen, und zwar, weil sie entweder unter schweren körperlichen Symptomen leiden, oder weil sie keine Verbesserung ihrer Situation feststellen können. Manche Menschen wissen, dass sie Hilfe brauchen, weil sie ihren seelischen Schmerz kaum ertragen können. Ein Therapeut kann zusammen mit Ihnen herausfinden, ob Ihr Denken und Fühlen in einer bestimmten Phase des Trauerprozesses Ihrem Verlust und Ihrer Trauer angemessen sind. Paradoxerweise ist ein Gefühl der Unsicherheit manchmal in Wahrheit ein Zeichen dafür, dass der Trauerprozess gut vorankommt.

Die folgenden Ausführungen können Ihnen als Checkliste dienen, wenn Sie professionelle Hilfe in Erwägung ziehen. Bestimmte Symptome können ein Hinweis darauf sein, dass Sie eventuell ein Therapie und/oder kurzfristig Medikamente brauchen, um sich zu erholen. Vielleicht stellen Sie nach ein paar therapeutischen Sitzungen fest, dass Freunde, Familie und/oder Selbsthilfegruppe Ihnen völlig genügen.

In der Trauer »stecken bleiben«

Bis zu einem gewissen Ausmaß dauert das Trauern über den Verlust eines geliebten Menschen durch einen gewaltsamen und plötzlichen Tod jahrelang. Wenn Sie allerdings auf die letzten Monate oder Jahre zurückblicken und feststellen, dass Ihr Trauern immer noch so intensiv ist wie am Anfang, dass es Ihnen auch nicht ein bisschen besser geht, kann es sein, dass Sie »stecken geblieben« sind. Es dauert eine Weile, bis sich nach dem gewaltsamen Tod eines geliebten Menschen der Schmerz bemerkbar macht. Dieser Schmerz ist stärker und dauert länger als der Schmerz nach einem voraussehbaren und nicht-gewaltsamen Tod. Wenn Sie rückblickend keine Verbesserung feststellen können, und sich auch für die Zukunft nicht vorstellen können, dass es Ihnen jemals wieder besser geht, brauchen Sie wahrscheinlich professionelle Hilfe.

Fehlende Trauer

Tatsächlich zeigen nicht alle Menschen ihre Trauer nach außen. Bei manchen sieht es so aus, als ob ihnen das Trauma nichts ausmachen würde: sie machen weiter wie bisher, sind geschäftig und tüchtig und wirken, als würden sie wunderbar klarkommen. Wenn Sie zu diesem Personenkreis gehören, empfiehlt es sich jedoch, sich selbst vorsichtig und einfühlsam zu betrachten. Werden Sie unruhig, wenn Sie an den Verstorbenen denken? Fühlen Sie sich unwohl, wenn Freunde ihr Beileid ausdrücken? Verbieten Sie anderen Menschen, über den Verstorbenen zu sprechen? Sind Sie angespannter und reizbarer als früher?

Fast alle Menschen, die um einen Angehörigen trauern, machen eine Phase des Nichtwahrhabenwollens durch, in der alles, was mit dem Todesfall zu tun hat, nicht real zu sein scheint. Das ist völlig normal. Mit der Zeit nimmt das Gehirn die unglaubliche Wahrheit auf. Es ist zwar schwierig, aber sinnvoll, sich dem Schmerz auszusetzen, statt gegen ihn zu kämpfen.

Vielleicht glauben Sie, dass es verheerend wäre, an den Verstorbenen zu denken, weil der Schmerz unerträglich sein wird. Sie haben möglicherweise Angst davor, die Kontrolle zu verlieren. Vielleicht »machen Sie weiter wie immer«, aber haben den Eindruck, dass es Sie sehr viel Kraft kostet, nicht an den toten Angehörigen zu denken oder andere Menschen davon abzuhalten, Sie an ihn oder sie zu erinnern. In diesem Fall brauchen Sie wahrscheinlich professionelle Hilfe, um sich mit Ihrer Trauer und Ihrem Verlust auseinandersetzen zu können.

Bereits existierende Probleme

Wenn Sie schon vor dem Tod des geliebten Menschen Schwierigkeiten hatten, mit dem Leben zurechtzukommen, so werden diese Probleme wahrscheinlich größer werden. Gesundheitliche Probleme können sich verschlimmern; dasselbe gilt für psychische oder seelische Probleme. Gab es früher Schwierigkeiten in Ihrer Familie oder in Ihrer Ehe, so können sich auch diese verstärken. Waren Sie ein Einzelgänger und hatten Sie wenig Bekannte, die Sie unterstützt haben, werden Sie vermutlich auch jetzt Probleme haben, Unterstützung zu bekommen.

In schwierigen Familienverhältnissen kann ein plötzlicher Tod recht weit reichende Folgen haben. Familien, in denen ein Elternteil alkohol- oder drogenabhängig ist, Familien, in denen Gewalt oder sexueller Missbrauch an der Tagesordnung sind, und sogar Familien, in denen beide Elternteile Workaholics sind, sind Familien, in denen Verdrängung das Leben bestimmt. Diese Menschen tun so, als ob das, was geschieht, gar nicht passieren würde. In den meisten Fällen haben solche Eltern eine schwierige Kindheit erlebt, und sie haben gelernt, den Schmerz zu verdrängen. Sie haben gelernt, sich zu verstellen. Je schlimmer es daheim war, desto perfekter haben sie nach außen hin funktioniert.

Eben diese unausgesprochenen Regeln wie »Unterdrücke deine Gefühle«, »Sprich nicht über deinen Schmerz« und »Was innerhalb der Familie vorgeht, geht niemanden etwas an«, können höchst schädlich sein, wenn es darum geht, sich die Trauer einzugestehen und sie zu durchleben. Vielen Menschen mit diesem familiären Hintergrund steht erstmal eine mutige und schmerzhafte Reise zurück in die Kindheit bevor, ehe sie sich mit der momentanen Trauer auseinander setzen können. Auf Stresssituationen reagieren die meisten Menschen, indem sie auf niedrigstem Niveau funktionieren. Problemfamilien sind Meister der Verdrängung, um den Schmerz zu überdecken. Das ist nun genau das Gegenteil von dem, was für die Trauerarbeit wichtig ist.

Lassen Sie sich von diesen Fakten nicht entmutigen. Es geht einzig und allein darum, dass Sie wahrscheinlich eher professionelle Hilfe brauchen, wenn es vor dem Todesfall bereits familiäre Probleme gegeben hat. Stellen Sie sich der Verantwortung und suchen Sie die Unterstützung, die Sie und Ihre Familie brauchen.

Negatives Selbstwertgefühl

Bei einem plötzlichen Todesfall in der Familie kann auch das Selbstwertgefühl in Mitleidenschaft gezogen werden. Viele Hinterbliebene fühlen sich schuldig und machen sich Selbstvorwürfe. Die meisten fühlen sich nicht in der Lage, andere zu trösten. Viele fragen sich, ob sie stark genug sind, den Trauerprozess zu überleben.

Trotzdem können Hinterbliebene mit der Zeit mit ihren Schuldgefühlen angemessen umgehen, wenn sie sich um rationales Denken bemühen. Wenn Ihnen das nicht gelingt, wenn Sie das Gefühl haben, ein schlechter und unfähiger Mensch zu sein, sollten Sie diese Auffassungen vielleicht mit einem Therapeuten besprechen. Trauer ergibt zusammen mit einem negativen

Selbstwertgefühl eine furchtbare Kombination, vor allem, wenn das negative Selbstwertgefühl schon länger existiert. Sie haben Anspruch auf professionelle Hilfe, um mit Ihrer Trauer und Ihrem negativen Selbstwertgefühl zurechtzukommen.

Übertriebene Schuldgefühle

Wie bereits erwähnt, sind zeitweilige Schuldgefühle im Trauerprozess normal. Mit der Zeit werden sich Ihre Schuldgefühle sicherlich auflösen, wenn Sie zu dem Verstorbenen ein gutes Verhältnis hatten. Sie werden sich sowohl an die guten als auch an die schlechten Zeiten erinnern können.

Allerdings können Sie Schuldgefühle zutiefst quälen, wenn die Beziehung zu dem Verstorbenen problematisch gewesen ist. Die Schuldgefühle können so verheerend sein, dass Sie alles verdrängen und die schlechten Erinnerungen vergessen. Dadurch verschwinden die feindseligen Gefühle, und der Verstorbene wird idealisiert. Dieses Phänomen kann vorkommen, wenn ein Teenager oder seine Eltern getötet wurden, denn es kommt häufig zu negativen Gefühlen, wenn Teenager sich von der Familie loslösen. Es kann auch auftauchen, wenn in einer schwierigen Ehe ein Partner ums Leben kommt.

Manchmal sind die Schuldgefühle so stark, dass der Hinterbliebene das Opfer in seinen Gedanken weiterleben lässt, um so die Situation irgendwie bewältigen zu können. In solchen Fällen wird über den Verstorbenen gesprochen, als ob er oder sie noch am Leben wäre. Die meisten Hinterbliebenen haben Albträume oder Flashbacks, aus denen sie erwachen und sich fragen, ob das Opfer wirklich tot ist. Das ist normal. Wer aber die ganze Zeit daran glaubt, dass der geliebte Mensch gar nicht gestorben ist, braucht eindeutig professionelle Hilfe.

Manchmal hat der Hinterbliebene ein so starkes Bedürfnis nach einer weiteren Kommunikation mit dem Verstorbenen, dass er sich dafür magische Rituale ausdenkt. Hinterbliebene brauchen manchmal Wochen oder Monate, bevor sie die Sachen des geliebten Menschen durchsehen können. Allerdings errichten manche Hinterbliebene einen Schrein aus den Sachen des Verstorbenen oder aus dessen Zimmer. Sie möchten, dass das Zimmer genau so bleibt, wie es früher war, und werden wütend, wenn jemand versucht, etwas umzustellen. Für diesen Hinterbliebenen kann das Zimmer des Verstorbenen eine magische Bedeutung bekommen; er berührt möglicherweise bestimmte Gegenstände oder betrachtet bestimmte Objekte, weil er versucht, dadurch einen Kontakt mit dem Verstorbenen aufzunehmen. Ein ausgebildeter Therapeut wird die Hintergründe dieses Verhaltens verstehen und wird dem Trauernden behutsam und geduldig helfen, sich mit den guten und schlechten Seiten zu konfrontieren und angemessen zu trauern.

Abhängigkeit

Es ist höchst traumatisch, jemanden zu verlieren, von dem man sehr abhängig ist.

Für ein verwaistes Kind ist es nicht leicht, zu einer neuen Betreuungsperson Vertrauen zu fassen.

Eltern im Rentenalter, die auf die Fürsorge ihrer erwachsenen Kinder angewiesen sind, können durch den Verlust des Kindes am Boden zerstört sein.

In einer Ehe sind die Partner aufeinander angewiesen, wenn es um körperliche Nähe, Ratschläge, Beistand, Trost und Unterstützung geht. Der allein übrig bleibende Ehepartner ist besorgt und fühlt sich ängstlich und gestresst, wenn er oder sie nun alles alleine bewältigen muss.

Manche Eltern sind sehr stark auf ihr Kind angewiesen, um ihre Bedürfnisse zu erfüllen. Eine Mutter hat vielleicht das Gefühl, nur deshalb wichtig zu sein, weil ihr Kind sie braucht. Für sie wird es natürlich ganz besonders schwer, wenn ihr Kind ums Leben kommt.

Für einen abhängigen Hinterbliebenen sind die Unterstützung von Familie und Freunden sowie neue vertrauensvolle Beziehungen von Bedeutung. Wenn Ihnen das fehlt, geben Sie sich selbst eine Chance, indem Sie sich einen Therapeuten suchen, der Ihnen dabei hilft, sich wieder zu finden und eine neue Lebensweise zu erlernen.

Suizid

Bei Trauernden sind Suizidgedanken nicht ungewöhnlich. Wenn Nichtwahrhabenwollen und Schock abklingen und schmerzhafte körperliche Symptome, große Wut und tiefe Traurigkeit auftauchen, möchten viele Hinterbliebene auch sterben, um dem Schmerz zu entkommen oder um wieder mit dem geliebten Menschen vereint zu sein. Die meisten denken jedoch vernünftig über die Folgen einer Selbsttötung nach und suchen nach einem sinnvolleren Weg, die Situation zu bewältigen. Eine Mutter wurde von ihrer Verzweiflung derart überwältigt, dass sie mit einem Revolver zum Grab ihrer Tochter ging, um sich dort das Leben zu nehmen. Als sie den trockenen Schnee vom Grabstein wischte, wurde ihr überdeutlich bewusst, dass sie nicht daran glaubte, ihre Tochter im Paradies wieder zu sehen, wenn sie sich selbst umbringen würde.

Sie müssen sich um professionelle therapeutische Hilfe bemühen, wenn Ihre Verzweiflung über den Wunsch hinausgeht, morgens einfach nicht mehr aufzuwachen, und wenn Sie von dem Gedanken an Suizid besessen sind. Sie müssen mit jemandem sprechen, wenn Sie keinen klaren Gedanken mehr fassen können und einen Plan für Ihren eigenen Tod entwickelt haben. Ein Therapeut kann Ihnen dabei helfen, andere Möglichkeiten zu entdecken, den Schmerz zu lindern.

Wenn Sie ernsthaft über Suizid nachdenken, kreisen Ihre Gedanken vielleicht um denjenigen, der höchstwahrscheinlich Ihre Leiche finden wird. Möglicherweise sind Sie auf diesen Menschen sehr wütend und wollen ihn durch den Suizid verletzen. Ein Therapeut kann Ihnen dabei helfen, andere Möglichkeiten zu entwickeln, mit diesem Problem umzugehen.

Wenn Sie sich einmal fest dafür entschieden haben, sich das Leben zu nehmen, wird es Sie Kraft und Mut kosten, diese Entscheidung rückgängig zu machen. Um Ihrer Angehörigen willen müssen Sie sich selbst davon abhalten, bis Sie nicht wenigstens zu einem Therapeuten gegangen sind, der Ihnen hilft, andere Alternativen in Erwägung zu ziehen.

Wie findet man einen guten Therapeuten?

Leider haben nicht alle Therapeuten oder Psychologen eine spezielle Ausbildung in einer Trauertherapie, die sich mit den Folgen eines gewaltsamen und plötzlichen Todesfalles auseinander setzt. Darum müssen Sie sich möglicherweise etwas länger nach dem richtigen Therapeuten umsehen.

Mundpropaganda ist immer noch die beste Empfehlung. Rufen Sie Ihre örtlichen Selbsthilfegruppen an, und fragen Sie andere Betroffene nach den Namen von guten Therapeuten. Es gibt viele gemeinnützige Hilfsorganisationen, wo Sie Unterstützung bekommen können und auch Empfehlungen für spezielle Trauertherapeuten (siehe Adressenanhang).

Wenn Sie eine Liste mit Namen zusammen haben, rufen Sie bei den Therapeuten an und stellen Sie ihnen folgende Fragen:

- Haben Sie schon mit Menschen gearbeitet, die einen Angehörigen auf diese Weise verloren haben? Wie viele haben Sie behandelt?
- Welche Art von Therapie wenden Sie bei Trauernden an?
- Unter welchen Umständen verschreiben Sie Medikamente?
- Wie viele Sitzungen haben Sie ungefähr mit einem Patienten, der Probleme mit dem Trauern hat?
- Welche Qualifikation haben Sie?
- Wie viele Fortbildungskurse haben Sie in den letzten Jahre besucht? Haben Sie eine spezielle Ausbildung im Bereich Trauertherapie?
- Bieten Sie nur Einzeltherapie an oder gibt es bei Ihnen auch Therapiegruppen?

- Wie viel berechnen Sie pro Sitzung? Nehmen Sie auch Kassenpatienten oder nur Privatpatienten? Haben Sie feste Preise?

Bei der Suche nach einem Therapeuten ist es das Wichtigste, »seinem Instinkt zu vertrauen«. Wenn Sie nach zwei oder drei Sitzungen nicht das Gefühl haben, Unterstützung und Verständnis zu erhalten, und wenn Sie sich unbehaglich fühlen, haben Sie das Recht, den Therapeuten zu wechseln. Sie müssen dies allerdings mit Ihrer Krankenkasse absprechen.

Eine Therapie ist teilweise schmerzhaft, aber ein guter Therapeut wird Ihnen zur Seite stehen, wenn Sie durch diesen Schmerz gehen. Sie werden sich auf die Sitzungen freuen, weil Sie Ihrem Therapeuten vertrauen, dass er Sie mit Respekt und Mitgefühl behandeln wird. Ist das nicht der Fall, sehen Sie sich nach einem anderen Therapeuten um.

Kapitel XI

Rechtliche und finanzielle Fragen

Rechtliche Fragen

Sie sind vielleicht der Meinung, dass Sie einzig und allein emotional mit dem Tod Ihres Angehörigen fertig werden müssen. Leider ist das nicht wahr.

Nach den meisten Tötungsdelikten wird der Täter gefasst, aber bei manchen Mordfällen und Autounfällen mit Fahrerflucht wird der Täter nie gefunden. Das Trauern der Hinterbliebenen bekommt dadurch eine zusätzliche Dimension. In so einem Fall wird Ihrem Verlangen nach Gerechtigkeit ein Strich durch die Rechnung gemacht, und das Trauern kann sich schwieriger gestalten. Die Wut kann sich auf kein konkretes Ziel richten, wenn niemand eindeutig für das Geschehen verantwortlich ist. Gefühle wie Hilflosigkeit und Hoffnungslosigkeit können auftauchen. Leicht wird die Wut dann auf die Polizei gerichtet, die den Täter nicht finden kann, auch wenn diese Wut nicht unbedingt angemessen ist.

Aus Erzählungen von Hinterbliebenen wissen wir von höchst unterschiedlichen Gefühlen, wenn der Täter, zum Beispiel ein betrunkener Autofahrer, ebenfalls ums Leben gekommen ist. Manche fühlen sich dann erleichtert, obwohl dies die Trauer um den geliebten Menschen nicht verringert. Andere würden es lieber sehen, wenn sich der Täter vor Gericht verantworten müsste.

Wurde der Täter gefasst, werden Sie mit den Strafverfolgungsbehörden zu tun haben. Es ist gegen das Gesetz, jemanden zu töten, sei es nun vorsätzlich oder fahrlässig. Deshalb hat der Staat die Pflicht, den Täter gerichtlich zu verfolgen.

Als Hinterbliebene haben Sie und Ihre Familie wahrscheinlich ein Interesse daran, Gerechtigkeit und eine Bestrafung des Täters zu erlangen, auch wenn kein Urteil der Welt »gerecht« oder »angemessen« zu sein scheint, wenn man bedenkt, was mit dem geliebten Menschen passiert ist.

In den folgenden Abschnitten erhalten Sie einige Informationen, die den Umgang mit den Behörden in Strafrechts- und Zivilrechtsverhandlungen in Deutschland betreffen.

Kommt ein Mensch durch eine vorsätzliche oder fahrlässige Handlung eines anderen ums Leben, so nimmt für gewöhnlich zuerst die Polizei die Untersuchungen auf. Wenn die ermittelnden Beamten ihren Bericht abgeschlossen haben, wird er unverzüglich an die zuständige Staatsanwaltschaft geschickt. Auch Sie als Hinterbliebene (dazu zählen rechtlich gesehen Eltern, Kinder, Geschwister und Ehegatten) haben das Recht, eine Strafanzeige oder einen Antrag auf Erhebung der öffentlichen Klage zu stellen. Das weitere Verfahren liegt nun ganz in der Hand der Staatsanwaltschaft. Sie entscheidet darüber, ob eine öffentliche Klage erhoben wird. Eventuell wird keine öffentliche Klage erhoben, wenn kein hinreichende Tatverdacht besteht, das heißt wenn dem Verdächtigen die Tat nicht nachzuweisen ist. Sie haben dann die Möglichkeit, dagegen Beschwerde einzulegen, sofern Sie zuvor den Strafantrag gestellt hatten.

Sie können schon im Vorfeld der Gerichtsverhandlung Auskünfte aus den Akten erbitten. Sie brauchen dazu keine besondere Begründung, wenn Sie vorhaben, als Nebenkläger aufzutreten. Andernfalls müssen Sie ein berechtigtes Interesse nachweisen, zum Beispiel weil Sie später zivilrechtliche Ansprüche geltend machen wollen. Akteneinsicht ist jedoch grundsätzlich nicht möglich. Ihr Anwalt hat aber die Möglichkeit, Einsicht in Akten zu nehmen und Beweisstücke zu sichten.

Sie sind dazu berechtigt, als Nebenkläger aufzutreten; die entsprechende so genannte »Anschlusserklärung« ist bei Gericht einzureichen. Als Nebenkläger haben Sie die Möglichkeit, an der ganzen Hauptverhandlung teilzunehmen, auch wenn Sie als Zeuge im Rahmen der Verhandlung vernommen werden sollen. Wenn das Urteil verkündet worden ist, können Sie als Nebenkläger dagegen Rechtsmittel einlegen, zum Beispiel wenn der Angeklagte freigesprochen wird.

Nicht nur aus diesem Grund ist es für Sie als Hinterbliebene/r mehr als empfehlenswert, sich einen Anwalt zu nehmen. Fragen Sie entweder Freunde und Bekannte nach einem guten Anwalt oder wenden Sie sich an die Rechtsanwaltskammer. Übersteigt das Honorar eines Anwalts Ihre finanziellen Möglichkeiten, so können Sie Prozesskostenhilfe beantragen. Sie bekommen dann einen Rechtsanwalt gestellt, der aus der Staatskasse bezahlt wird.

Zivilrechtliche Ansprüche etwa auf Schadensersatz oder Schmerzensgeld können Sie bereits im Strafverfahren als so genanntes »Adhäsionsverfahren« geltend machen oder danach in einem gesonderten zivilrechtlichen Verfahren. Schadensersatz betrifft zum Beispiel Unterhaltszahlungen, Beerdigungskosten und Leistungen für entgangene Dienste, wenn etwa eine Mutter von kleinen Kindern getötet wurde. Unter die Schmerzensgeldforderungen fallen der Schmerzensgeldanspruch Ihres getöteten Angehörigen und auch Ihr eigener Schmerzensgeldanspruch. Ihr getöteter Angehöriger hat einen Anspruch auf Schmerzensgeld, wenn er etwa bei einem Verkehrsunfall verletzt wurde und nicht sofort daran gestorben ist. Diesen Anspruch können Sie als Erbe geltend machen. Sie selbst haben einen Schmerzensgeldanspruch, wenn Sie zum Beispiel durch Miterleben der Tat eine schwere psychische Beeinträchtigung erlitten haben, die therapeutische Behandlung nötig macht.

Hinterbliebene, die einen Angehörigen durch eine Gewalttat verloren haben und die auf keine andere Weise Entschädigung erhalten, können Leistungen nach dem Opferentschädigungsrecht erhalten. Diese Leistungen werden nach dem Bundesversorgungsrecht errechnet.

Wurde Ihr Angehöriger durch einen Unfall mit Fahrerflucht getötet oder war der Fahrer nicht haftpflichtversichert, so können Sie Leistungen aus einem speziellen Entschädigungsfond erhalten. Dies betrifft zum Beispiel die Beerdigungskosten. Einen entsprechenden Antrag können Sie in Deutschland bei der Verkehrsopferhilfe einreichen (siehe Adressenanhang).

Ferner kümmert sich der Weisse Ring, ein gemeinnütziger Verein, speziell um die Opfer von Gewalttaten. Bei Ihrem Regionalbüro können Sie menschlichen Beistand und Hilfe beim Umgang mit Behörden bekommen, wozu auch die Begleitung zu Gerichtsterminen gehört.

Informationen erhalten Sie auch in der Rechtsberatungsstelle Ihres örtlichen Rathauses.

Finanzielle Fragen

> *Ich erinnere mich daran, dass ich in den ersten Tagen, nachdem meine Tochter ermordet worden war, das Gefühl hatte, dass alle nur unser Geld wollen. Wo wir auch hinkamen, sollten wir bezahlen, und niemanden schien es zu kümmern, warum wir da waren.*
>
> Wanda Lawendel Bincer

All die Kosten, die nach dem Tod eines Angehörigen auf einen zukommen, können einen erneut zum Opfer machen. Es ist nicht fair, dass Sie sowohl emotional als auch finanziell für die vorsätzliche oder fahrlässige Tat eines anderen bezahlen sollen.

Die Kosten für die Beerdigung, Fahrten und Telefonate und das nun fehlende Einkommen können dazu führen, dass Sie wütend sind und sich hilflos fühlen. Sofortige finanzielle Hilfe ist vonnöten, wenn die getötete Person der Hauptverdiener der Familie war.

Banken

Jede Bank, bei der der Angehörige ein Konto hatte, muss über den Todesfall informiert werden. Normalerweise gehen alle Rechte des Verstorbenen aus Bank- und Sparkonten, Wertpapierdepots und Schließfächern auf den rechtmäßigen Erben über.

Bei Gemeinschaftskonten, zum Beispiel bei einem Ehepaar, unterscheidet man zwischen Konten, bei denen jeder einzelne Ehepartner allein verfügungsberechtigt ist (»Oder«-Konto), und solchen Konten, bei denen sämtliche Kontoinhaber nur gemeinschaftlich verfügungsbefugt sind (»Und-Konto«).

Bei »Oder«-Konten kann beim Tod des einen der überlebende Kontoinhaber das Guthaben komplett abheben. Das bedeutet aber nicht, dass ihm das Guthaben auch gehört, denn eventuell sind noch andere Erben vorhanden.

Anders sieht es beim so genannten »Und-Konto« aus: Hier kann der überlebende Kontoinhaber allein nichts abheben. Es liegt im Ermessen der Bank, ob sie die Vorlage eines Erbscheins verlangt.

Lebensversicherung und sonstige Versicherungen

Die Versicherungssumme einer Lebensversicherung sollte dem Bezugsberechtigten rasch ausbezahlt werden, es kann allerdings zu Verzögerungen kommen, wenn es sich bei dem Todesfall eventuell um einen Suizid gehandelt haben könnte. Bei einem Suizid braucht die Versicherung nämlich nicht zu bezahlen, außer wenn die Tat in einem Zustand der Bewusstseinsstörung begangen wurde. Die Versicherungsgesellschaft muss den Suizid nachweisen.

Sie müssen die Lebensversicherung unverzüglich über den Tod des Versicherten informieren und den Versicherungsschein, die amtliche Sterbeurkunde und ein amtliches Zeugnis über die Todesursache einreichen. Normalerweise wird die Versicherungssumme an denjenigen ausbezahlt, der im Versicherungsvertrag als Bezugsberechtigter genannt ist. Fehlt eine solche Angabe, steht die Summe dem oder den rechtmäßigen Erben zu. In diesem Fall verlangt die Versicherungsgesellschaft auch die Vorlage eines Erbscheins.

Nach Erhalt der Versicherungssumme müssen Sie Erbschaftssteuer bezahlen.

Hat der Verstorbenen weitere Versicherungen abgeschlossen, müssen Sie jede einzelne Versicherungsgesellschaft über den Todesfall unterrichten. Möglicherweise müssen manche dieser Versicherungen gekündigt werden oder der Name des Versicherten muss geändert werden. Denken Sie auch daran, Mitgliedschaften in Vereinen, Zeitungsabonnements und Ähnliches zu kündigen.

Probleme mit Gläubigern

Bei einem unerwarteten Todesfall in der Familie kommt es häufig vor, dass zuerst die sofort anstehenden Rechnungen bezahlt werden und darüber die regelmäßigen Verpflichtungen etwas in Vergessenheit geraten. Dieses Problem entfällt, wenn Sie Ihre Rechnungen hauptsächlich per Dauerauftrag oder Lastschrifteinzug begleichen. Ist dies nicht der Fall, erstellen Sie eine Liste aller wesentlichen laufenden Kosten. Berechnen Sie, wie viel Geld Sie eventuell von der Lebensversicherung erhalten und wie viel Einkommen die Familie in Zukunft zur Verfügung haben wird. Sind aufgrund dieser Aufstellung finanzielle Engpässe zu erwarten, sollten Sie an jeden einzelnen Gläubiger schreiben und ihm die derzeitige Situation darlegen. Bitten Sie eventuell um neue Zahlungsmodalitäten. Gibt es deshalb Schwierigkeiten mit Ihrem Vermieter, können Sie sich an Ihren örtlichen Mieterverein oder die Mieterberatungsstelle in Ihrer Gemeindeverwaltung wenden. Weitere Informationen können Sie auch bei den Schuldnerberatungsstellen erhalten.

Renten – Unterhaltsrenten

Die Unterhaltsrenten wurden bereits bei den juristischen Fragen kurz angesprochen. Entsprechende Ansprüche können entweder mit oder ohne Gerichtsprozess geltend gemacht werden. Bei dem so genannten »Abfindungsvergleich« mit der Haftpflichtversicherung des Schädigers, also ohne Prozess, sollte man wissen, dass damit alle Ansprüche abgegolten werden. Manche Schäden treten aber erst nach Jahren auf und können dann nicht mehr berücksichtigt werden.

Wenn Sie Ansprüche auf Unterhaltsrenten vor Gericht geltend machen wollen, lassen Sie sich von Ihrem Anwalt entsprechend beraten.

Hinterbliebenenrenten

Da die gesetzlichen Regelungen für Witwen- und Waisenrenten zu kompliziert sind, um sie hier kurz gefasst darzustellen, wenden Sie sich bitte wegen entsprechender Informationen an die Landesversicherungsanstalten.

Wichtig ist auf jeden Fall, die entsprechenden Anträge möglichst rasch einzureichen.

Überprüfen Sie auch, ob eventuell Ansprüche aus einer innerbetrieblichen Altersversorgung vorliegen.

Kapitel XII

Zusammenfassung

Laut Aussage des Statistischen Bundesamtes kommen in der Bundesrepublik Deutschland jährlich ungefähr 9000 Menschen durch Autounfälle ums Leben und etwa 3000 sterben durch Gewalteinwirkung.

Es gehört zu den Wundern der menschlichen Existenz, dass die meisten Menschen einen elementaren angeborenen Drang haben, sich nach einem Trauma zu erholen.

Trotzdem ist die Phase der Erholung nach einem sinnlosen Todesfall niemals abgeschlossen. Der Kummer, die Wut und die Enttäuschung über die Ungerechtigkeit verursachen einen Schmerz, der sich zwar behandeln lässt, aber nur schwer ganz auszuheilen ist. Zeit spielt dabei eine wichtige Rolle; Trauerarbeit lässt sich nicht gewaltsam vorantreiben. Man muss sie im Lauf der Zeit Stück für Stück durchleben.

Familienangehörige und Freunde eines Verstorbenen bemühen sich darum, sich wieder mehr auf das Leben anstatt auf den Tod zu konzentrieren. Häufig machen sie einen Schritt vorwärts, dann fallen sie wieder einen oder zwei Schritte zurück, sie arbeiten weiter daran und machen Fortschritte. Traueranfälle können ein Leben lang wiederkehren. Viele Menschen werden von Gefühlsausbrüchen überrascht, wenn sie es am wenigsten erwarten.

Ich hoffe, dass dieses Buch den Hinterbliebenen dabei helfen wird, ihre Gefühle auszudrücken, sich (frei) zu entscheiden, wann und wie sie an ihrem Trauerheilungsprozess arbeiten und ohne Schuldgefühle unsinnige Ratschläge von Menschen von sich zu weisen, die sich Sorgen machen, aber nichts verstehen.

Ich hoffe, dass meine Vorschläge den Hinterbliebenen zeigen, worauf es ankommt, um sich besser zu fühlen: Man muss über das Geschehene sprechen, man muss Menschen finden, die vertrauenswürdig sind und die Unterstützung geben können, und man muss die Trauer mit diesen Menschen teilen. Man muss Geduld mit sich haben, wenn es nur langsam vorangeht, man muss Dinge finden, die einem Freude bereiten und gut tun. Und man muss auch daran glauben, dass aus der Asche der Verzweiflung ein positiver Lichtstrahl entstehen kann.

Man braucht einen sanften Charakter und jede Menge Geduld, um Familien erfolgreich zu helfen, die einen plötzlichen Todesfall zu beklagen haben. Das gilt gleichermaßen für Familienmitglieder wie für Freunde, freiwillige Helfer und professionelle Therapeuten.

Ich hoffe, dass Leser, die diesen Versuch unternehmen wollen, durch mein Buch gelernt haben, wie sie dies am besten bewerkstelligen können. Sie müssen ein guter Zuhörer sein, um helfen zu können. Sie dürfen keine vorschnellen Urteile fällen und müssen abgedroschen klingende Worte vermeiden, wenn Sie trösten wollen. Sie müssen konkrete Hilfestellung leisten, vor allem an Feiertagen und Jahrestagen. Sie müssen liebevoll über die Erinnerung an den Verstorbenen reden. Sie müssen den hinterbliebenen Opfern im Umgang mit den Behörden helfen und notfalls finanzielle Unterstützung anbieten.

Am meisten hoffe ich aber, dass all die Menschen, die ungewollt diesen tiefen Schmerz erlitten haben, sich weniger allein gelassen fühlen und ihre Trauer besser verstehen als zuvor. Heilende Kräfte werden einem geschenkt, wenn man erfährt, dass auch andere Menschen diesen Schmerz erlitten haben. Es ist ein Geschenk von unschätzbarem Wert, zu wissen, dass jemand versteht, was man durchmacht, und wirklich mitfühlt.

Dank

Seit einer Reihe von Jahren beschäftige ich mich mit dem Thema Trauer. Ich habe viele Menschen getroffen, deren fruchtbare Anregungen nun in dieses Buch eingeflossen sind. Die Kollegen, die bei der Entstehung geholfen haben, sind zu zahlreich, um sie alle nennen zu können. Auch viele Betroffene haben einen großen und wichtigen Beitrag zu diesem Buch geleistet.

Mein ganz besonderer Dank gilt Dr. Dennis Saleeby, meinem Professor für Sozialarbeit, der bereits Vorlesungen über den Tod und das Sterben hielt, als dies noch unüblich war. In seinem Seminar habe ich meinen ersten Workshop zu dieser Thematik erarbeitet. Das war eine sehr wichtige Anregung für mich.

Ich bin Dr. Robert Weiss von der Arbeits- und Familienforschungsstelle der Universität von Massachusetts zutiefst zu Dank verpflichtet, weil er an meine Aufsätze und Veröffentlichungen glaubte, die ich für betroffene Familien geschrieben habe. Seine hervorragende Arbeit »Will It Always Feel This Way? – For the Parent Whose Child Has Been Killed« hat mich davon überzeugt, dass es gut und richtig ist, die Stimme des Herzens sprechen zu lassen. Er ist eine Quelle der Inspiration für mich, deren Einfluss über seinen Tod hinausgeht.

Ich danke Dr. Hannelore Wass, Dr. Camille Wortmann, Darrin Lehman und Dr. Therese Rando für ihre ausgezeichneten Forschungsarbeiten und Veröffentlichungen, die einen unschätzbar wichtigen Grundstein für meine Arbeit mit Betroffenen darstellten. Ich danke ihnen besonders dafür, dass sie dieses Buch trotz großer Arbeitsbelastung durchgesehen haben.

Mein Dank gilt Joyce Dace Lombard, Dr. Judy Alexandre, Ron Hillestad und Dr. Kathleen Wheeler für ihre hilfreichen Formulierungsvorschläge.

Ich danke der Richterin Cathy Stayman Evans dafür, dass sie das Kapitel über strafrechtliche Probleme sorgfältig durchgesehen hat. Mein Dank geht auch an die Staatsanwälte William Shernoff, Charles Lipcon und Doug Roberts sowie an Fred Beck von der Vereinigung der amerikanischen Versicherungsgesellschaften, Ralph Jackson von der Versicherung Allstate und Bob Plunk von der Versicherung Preferred Risk Mutual für ihre Beratung in Fragen, die die finanziellen Probleme der Opfer betreffen. David Flowers und Jim Reynolds von der Kanzlei Gandy, Michiner, Swindle, Whittaker, Pratt und Mercer in Fort Worth, Texas, und der Finanzberater Jerry Cosby waren eine besondere Hilfe. Für die deutschsprachige Ausgabe wurde das Kapitel XI über rechtliche und finanzielle Fragen den Verhältnissen in der Bundesrepublik Deutschland angepasst.

Dieses Buch erinnert an viele Opfer und läßt Betroffene zu Wort kommen. Ganz besonders danke ich Janet Barton, Greg Novak, Bob und Pat Preston, Ralph Shelton, Betty Jane Spencer und Howard Velzey, die das ganze Manuskript gelesen haben und konstruktive Kritik angebracht haben.

Die zweite Auflage wurde durch das zusätzliche Kapitel über Selbsttötung wesentlich verbessert; Anne Seymour danke ich dabei für ihre Unterstützung und Mitarbeit. Für die vierte Auflage habe ich unter Mitarbeit meiner Kollegin Stephanie Frogge Ergänzungen an dem Kapitel über Geschwister vorgenommen.

Das Projekt wurde möglich, weil die Opferberatungsstelle »Mothers Against Drunk Driving«, die ich leite, mir die Zeit zum Schreiben ließ. Sowohl die Landeszentrale als auch die Ortsgruppen von »MADD« haben mich bei meiner Arbeit in den letzten acht Jahren mehr als unterstützt. Ohne sie wäre das Buch kaum je wirklich realisiert worden.

Zum Schluss möchte ich meinem Verleger und Lektor Eugene Wheeler meine große Dankbarkeit ausdrücken. Wir haben wie wirklich gute Kollegen zusammengearbeitet. Er hat an Opfertreffen teilgenommen und mit Betroffenen gesprochen, um selbst mehr über deren Erfahrungen zu lernen. Seine Frau Genie hat sich ebenfalls an dem Projekt beteiligt und war eine unschätzbare Hilfe.

Hiermit bringe ich die vierte Auflage von »No Time for Goodbyes« in der Hoffnung heraus, dass es denjenigen Menschen helfen wird, die es nicht verdient haben, einsam und hoffnungslos zu sein. Mögen sie trauern und innerlich wachsen und so ihre Liebsten, die sie verloren haben, in Erinnerung behalten.

Janice Harris Lord

Literatur für Erwachsene

Bowlby, John: Verlust, Trauer und Depression. Fischer Taschenbuch Frankfurt 1983.

Canacakis, Jorgos: Ich begleite dich durch deine Trauer. Kreuz Stuttgart [12]1999.

Diodá, Carin und Tina Gomez: Warum konnten wir dich nicht halten? Wenn ein Mensch, den man liebt, sich das Leben genommen hat. Kreuz Zürich 1999.

Finger, Gertraud: Mit Kindern trauern. Kreuz Zürich 1998.

Grollman, Earl A: Lass deiner Trauer Flügel wachsen. Wenn man von einem lieben Menschen Abschied nehmen muss. Herder Freiburg 1998.

Grollman, Earl A: What Helped Me When My Loved One Died. Beacon Press, 25 Beacon Street, Boston, Massachusetts 02108.

Grollman, Earl A: Mit Kindern über den Tod sprechen. Ein Ratgeber für Eltern. Aussaat Neukirchen-Vluyn 1991.

Giudice, Liliane: Ohne meinen Mann – Aufzeichnungen einer Witwe. Kreuz Stuttgart [16]1998.

Harder, Gabriela Maria: Sterben und Tod eines Geschwisters. Pro Juventute Zürich 1991.

Herrmann, Nina: Mit Trauernden reden. Kreuz Zürich [2]1990.

Ide, Helga: Wenn Kinder sich das Leben nehmen. Trauer, Klage und die Zeit danach. Kreuz Stuttgart 1992.

Kast, Verena: Trauern. Phasen und Chancen des psychischen Prozesses. Kreuz Stuttgart [19]1997.

Kübler-Ross, Elisabeth: Kinder und Tod. Kreuz Zürich 1984.

Schiff, Harriet S: Verwaiste Eltern. Kreuz Stuttgart [6]1997.

Kushner, Harold S: Warum Eva den Apfel ass. Oder die Kunst, sich und anderen Fehler zu verzeihen. Droemer Knaur München [10]1997.

Kushner, Harold S: Wenn guten Menschen Böses widerfährt. Güterloher Verlagshaus Güterloh [5]1997.

Staudacher, Carol: Tage der Heilung. Tröstende und stärkende Meditationen. Scherz München Bern 1997.

Uffmann, Antje: Trauern und leben. Kreuz Stuttgart 1998.

Wolterstorff, Nicholas: Klage um einen Sohn. Vandenhoeck & Ruprecht Göttingen 1988.

Zink, Jörg: Trauer hat heilende Kraft. Kreuz Stuttgart [18]1998.

Kinder- und Jugendliteratur

Blume, Judy: Tigerauge. Alibaba Frankfurt 1997. *Jugendbuch, Thema: Tod des Vaters durch Ermordung*

Bohlmeijer, Arno: Ich muss dir etwas Trauriges erzählen. Anrich Weinheim 1996. *Kinderbuch, Thema: Tod der Mutter durch Unfall*

Burningham, John: Wolkenland. Sauerländer Frankfurt 1997. *Bilderbuch, Thema: Phantasievorstellung über das Sterben*

Ferris, Jean: Warum du und ich? Omnibus München 1997. *Jugendbuch, Thema: Unfalltod der Zwillingsschwester*

Hömmen, Christa: Mal sehen, ob ihr mich vermisst. Menschen in Lebensgefahr. Rowohlt Reinbek 1989. *Sachbuch für Jugendliche mit persönlichen Beispielen*

Kaldhol, Marit und Wenche Oyen: Abschied von Rune. Ellermann München ^{11}1997. *Kinderbuch, Thema: Tod eines Freundes durch Unfall*

Korschunow, Irina: Die Sache mit Christoph. dtv München ^{19}1997. *Jugendbuch, Thema: Tod eines Jugendlichen, es bleibt offen, ob durch Selbsttötung oder Unfall*

Lloyd, Carole: 3 x täglich Charlie Barber. dtv pocket München 1997. *Jugendbuch, Thema: Plötzlicher Tod der Mutter*

Mazetti, Katarina: Es ist Schluss zwischen Gott und mir. Anrich Weinheim 1998. *Jugendbuch, Thema: Selbsttötung einer Freundin*

Meyer-Dietrich, Inge: Flieg zu den Sternen. Ravensburger Ravensburg 1996. *Kinderbuch, Thema: Plötzlicher Tod des Vaters*

Pohl, Peter und Kinna Gieth: Du fehlst mir, du fehlst mir! Hanser München 1994. *Kinder- und Jugendbuch, Thema: Tod einer Schwester durch Unfall*

Puerto, Carlos: Die Flügel des Panters. Altberliner Verlag Berlin 1997. *Jugendbuch, Thema: Tod der Mutter durch Unfall*

Schuyesmans, Willy: Adieu, Benjamin. Ars edition München 1997. *Kinderbuch, Thema: Plötzlicher Geschwistertod*

Semper, Lothar: Auf einer Harley Davidson möchte ich sterben. Anrich Weinheim 1996. *Jugendbuch, Thema: Selbsttötung eines Freundes*

Springer, Nancy: Hart im Nehmen. Aare Frankfurt 1996. *Jugendbuch, Thema: Tod des Bruders durch Mord*

Verroen, Dolf: Es ist an der Zeit. Fischer Schatzinsel Frankfurt 1997. *Kinderbuch, Thema: Tod der Eltern durch Unfall. Tod des Sohns durch Ertrinken.*
Wahl, Mats: Emma und Daniel. Hanser München 1997. *Kinderbuch, Thema: Tod der Mutter durch Unfall*

Hilfreiche Adressen

In diesem Anhang werden Adressen der zentralen Hilfsorganisationen anführt. Bei ihnen können Sie Hinweise und Adressen von lokalen Gruppen erhalten.

Deutschland

Kontakt- und Informationsstelle Verwaister Eltern e.V.
Esplanade 15
D-20354 Hamburg
Tel. 040-35 50 56 44

NAKOS
Nationale Kontakt- und Informationsstelle zur
Anregung und Unterstützung von Selbsthilfegruppen
Albrecht-Achilles-Str. 65
D-10709 Berlin
Tel. 030-891 40 19 – Fax 030-893 40 14

Verkehrsopferhilfe e.V.
Glockengießerwall 1
D-20095 Hamburg
Tel. 040-30 18 00 – Fax 040-30 180-7070

Verwaiste Eltern e.V.
Schrenk-Straße 3
D-80339 München
Tel. 089-502 01 84

Weisser Ring e.V.
Weberstr. 16
D-55130 Mainz
Tel. 06131-8 30 30 – Fax 06131-83 03 45
Gemeinnütziger Verein zur Unterstützung von Kriminalitätsopfern und zur Verhütung von Straftaten

Österreich

Fond Gesundes Österreich – Service- und Informationsstelle für Gesundheitsinitiativen – SIGIS
Mariahilferstr. 176
A-1150 Wien
Tel. 01-895 04 01
Fax 01-895 04 00-20
überregionale Serviceeinrichtung zur Unterstützung von Kontaktstellen und Selbsthilfezusammenschlüssen

Verband der Versicherungsunternehmen Österreichs
Schwarzenbergplatz 7
A-1030 Wien
Tel. 01-711 56
Fax 01-711 56-270

Verwaiste Eltern
Frau Helene Katzenbeisser
Malborghetgasse 27
A-1100 Wien
Tel. 01-641 24 84

Verwaiste Mütter, Väter, Geschwister
Frau Sighilt Honiczek
Erdbergerstr. 72
in Pfarre Erdberg
A-1030 Wien
Tel. 01-706 18 90

Weisser Ring
Marrokanergasse 3/2
A-1030 Wien
Tel. 01-712 14 05
Fax 01-712 14 05
Mo – Fr 10 – 12h
Gemeinnützige Gesellschaft zur Unterstützung von Kriminalitätsopfern und zur Verhütung von Straftaten

Schweiz

Regenbogen Schweiz
Roman und Agnes Maire
Krähenbergstr. 13
CH-2543 Lengnau BE
Tel. 032-652 11 81
Selbshilfevereinigung von Eltern, die um ein verstorbenes Kind trauern

Selbsthilfezentrum Hinterhuus
Feldbergstr. 55
CH-4057 Basel
Tel. 061-692 81 00
Fax 061-692 81 77
Beratungsstelle für Selbsthilfegruppen

Weisser Ring
Postfach
8040 Zürich
Tel. 01-491 26 27
Gemeinnütziger nationaler Verein zur Unterstützung von Kriminalitätsopfern und Verbrechensvorbeugung

Die amerikanische Originalausgabe erschien erstmals 1987 unter dem Titel »No Time for Goodbyes« bei Pathfinder Publishing, 448 Dorothy Avenue, Ventura, CA 93003, USA.

Für die vorliegende Ausgabe wurde das Kapitel XI über rechtliche und finanzielle Fragen den Verhältnissen im deutschsprachigen Raum angepasst.
Die Gedanken, Methoden und Anregungen in diesem Buch stellen die Meinung beziehungsweise Erfahrung der Verfasserin dar. Sie wurden von der Autorin nach bestem Wissen erstellt und mit größtmöglicher Sorgfalt überprüft. Sie bieten jedoch keinesfalls Ersatz für kompetenten ärztlichen oder therapeutischen Rat. Daher erfolgen die Angaben in diesem Buch ohne jegliche Gewährleistung oder Garantie des Verlags oder der Autorin. Eine Haftung des Verlags oder der Autorin für etwaige Personen-, Sach- und Vermögensschäden ist ausgeschlossen, es sei denn im Falle grober Fahrlässigkeit.

Die Deutsche Bibliothek - CIP-Einheitsaufnahme

Lord, Janice Harris:
Nicht einmal ein Abschiedswort : Trauer nach einem unerwarteten Todesfall / Janice Harris Lord. Aus dem Engl. von Katja Glaeske. - Zürich : Kreuz-Verl., 1999
Einheitssacht.: No time for goodbyes <dt.>
ISBN 3-268-00245-5

1 2 3 4 5 03 02 01 00 99

Umschlaggestaltung: Atelier Reichert, Stuttgart
Umschlagbild: Ulrich Schaffer
Satz: Rund ums Buch, Rudi Kern, Kirchheim/Teck
Druck und Bindung: Graphischer Großbetrieb Pößneck
Die Schreibweise entspricht den Regeln der neuen Rechtschreibung
ISBN 3 268 00245 5